少痛　早动　早食　安心

LEER

模式下的加速康复外科

LEER Mode for
Enhanced Recovery after Surgery

主编◎雷泽华　庞波

四川科学技术出版社

图书在版编目(CIP)数据

LEER模式下的加速康复外科 / 雷泽华, 庞波主编.
一成都 : 四川科学技术出版社, 2021.11
ISBN 978-7-5727-0358-4

Ⅰ. ①L… Ⅱ. ①雷… ②庞… Ⅲ. ①外科手术 – 康复
Ⅳ. ①R609

中国版本图书馆CIP数据核字（2021）第212108号

LEER模式下的加速康复外科

LEER MOSHI XIA DE JIASU KANGFU WAIKE

主　　编　雷泽华　庞　波

出 品 人　程佳月

特约编辑　陈蜀蓉　税萌成

责任编辑　杜　宇

封面设计　梦幻四人组

责任出版　欧晓春

出版发行　**四川科学技术出版社**
　　　　　成都市槐树街2号　邮政编码 610031
　　　　　官方微博：http://e.weibo.com/sckjcbs
　　　　　官方微信公众号：sckjcbs
　　　　　传真：028-87734035

成品尺寸　**185mm × 260mm**

印　　张　13　字数　260千

印　　刷　成都市火炬印务有限公司

版　　次　2021年11月第1版

印　　次　2021年11月第1次印刷

定　　价　78.00元

ISBN 978-7-5727-0358-4

邮购：四川省成都市槐树街2号　邮政编码：610031
电话：028-87734035 电子信箱：sckjcbs@163.com

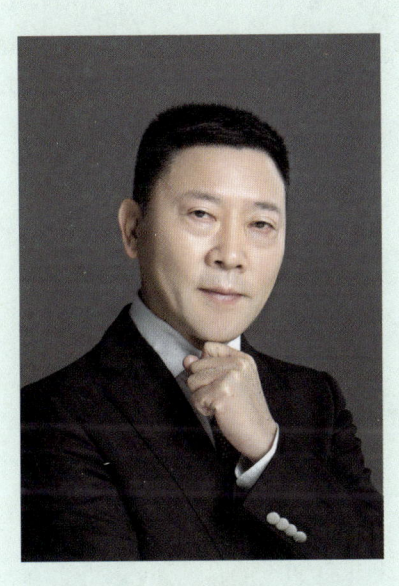

雷泽华 男，中共党员，主任医师（三级），教授，硕士研究生导师，1985年毕业于重庆医科大学医学系。目前是教育部学位与研究生教育发展中心的硕士研究生学位论文评审专家，国际肝胆胰协会中国分会委员，国际肝胆胰协会中国分会ERAS专委会和湖北陈孝平科技发展基金会肝脏外科ERAS标准病房评审专家暨青年医师培养讲师，《肝胆胰外科杂志》特约审稿专家。现任乐山市肝胆胰脾系统性疾病诊疗中心主任，四川省医学会急性胰腺炎协作组乐山区域研究中心主任，四川省卫生厅第十批学术技术带头人，四川省医学会医疗事故鉴定专家库专家，乐山市第八批市级拔尖人才，乐山市首批学术技术带头人，乐山市首批优秀高层次人才，四川省医学会川南肝胆胰协作组副组长，成都高新区医学会肝胆胰恶性肿瘤多学科诊疗专委会副主任委员，四川省医学会外科专委会常委，四川省抗癌协会肝癌专委会常委，四川省国际医学交流促进会肝癌专委会常委，四川省肿瘤学会肝癌专委会常委，四川省医师协会外科专委会委员，四川省医学会肝病学专委会委员，四川省医学会急性胰腺炎协作组委员，四川省医学会胃肠间质瘤学组委员，四川肿瘤学会神经内分泌专委会委员，四川省美刀专委会委员，乐山市普外专业委员会主任委员，乐山市外科专委会副主任委员。2016年被评为四川省卫生计生系统先进个人，2018年被评为四川省首届"新时代健康卫士"。

先后获得中国国家知识产权局两项实用新型专利授权，乐山市科技进步特等奖、一等奖、二等奖和三等奖共8项；有50多篇学术论文先后发表在国内学术专业核心期刊上，发表SCI论文2篇。从事普外腹部临床工作30多年，具有深厚的专业理论知识和丰富、娴熟的专业技能，擅长腹部外科手术、腹腔镜手术等，对本专业的疑难、危、急、重症和高龄患者的治疗有较高的造诣。

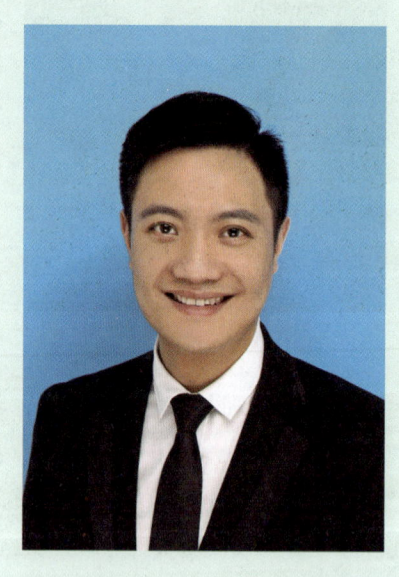

庞　波　男，汉族，1976年10月生，研究生学历，四川大学医院管理硕士学位，麻醉专业副主任医师，乐山市人民医院党委副书记、院长。现任中国医学装备协会智慧后勤与保障分会常委、中华医学会麻醉学专业委员会学科建设与管理学组委员、四川省医院协会副会长、四川省医学会麻醉学专业委员会常委、四川省国际医学交流促进会常务理事、四川省国际医学交流促进会麻醉学专业委员会副主任委员。发表SCI论文3篇、国内核心期刊论文13篇，获四川省科学技术进步奖三等奖1项，乐山市科学技术进步奖特等奖及二等奖各1项。

序　一

　　手术后患者应如何平稳恢复、怎样实现术后患者的加速康复等问题一直以来都是国内外临床医学研究的重要课题。而加速康复外科（enhanced recovery after surgery，ERAS）理论体系的提出和建立，则能很好地解决以上问题。

　　ERAS理念立足于循证医学证据，通过外科、护理、麻醉等多个学科共同协作，优化手术患者围手术期管理流程，降低手术对患者生理和心理等方面造成的不利应激影响，从而减少术后并发症的发生，缩短住院时间，提高患者满意度，达到患者术后加速康复的目的。我国加速康复外科工作起步较国外晚近十年，虽然近年来出台了不少指南及专家共识，但内容较为宽泛，也涉及不同的外科专业，没有统一可供实施的工作标准和工作流程，使临床在实践、应用及推广上难度极大。如何探索、创新出一条适合临床外科开展ERAS的系统性、标准化的工作方法和流程，是当前临床要首先解决的课题。

　　我国在"十三五"规划期间全力推进健康中国惠民工程，而ERAS理念的推广、ERAS标准化病房的建设、ERAS示范基地的设立正是与我国医疗国情休戚相关的健康中国的重要组成部分，国家卫生健康委员会（以下简称"卫健委"）在2019年底出台了相关文件来推动我国ERAS工作的开展。在积极响应国家相关政策的同时，四川大学华西医院肝胆胰外科早期以"统一标准、多科协作、及时更新"的思路制定ERAS临床方案。在提倡"可操作、可评估、可推广"的同时，坚持"以患者为中心"和"以问题和目标为导向"，在临床实践中卓有成效。乐山市人民医院前期通过在四川大学华西医院的参观、学习及交流后，结合医院现有的条件和自身情况，创新性地提出了以目标为导向作为工作抓手、以"少痛（less pain）""早动（early move）""早食（earlyeat）""安心（reassuring）"为阶段目标的LEER模式，为临床医生和护士开展ERAS提供了一种系统的、全面的工作思路和制定工作流程的全新方法学。通过课题立项、专利申报、论文发表以及LEER-ERAS工作模块的建设，形成了具有自身特色的LEER-

ERAS体系。《LEER模式下的加速康复外科》是理论与实践的结合，本书将ERAS的理念、要素、措施和目标集成为一种系统、全面、标准统一的工作模式和工作流程，以此来帮助医生、护士顺利开展ERAS工作。通过对照LEER阶段目标设立的多目标管理护理工作小组（multi-target nursing group，MTNG）来精准开展临床工作，也是一种值得借鉴的创新思路。

因此，希望本书的出版，能给临床外科带来更多的借鉴、思考与探索，进一步推动我国更广范围实施和应用ERAS，进而惠及广大病患。

2021年1月

序 二

  雷泽华医师系四川省知名普外科专家，其三十六个春秋不改初心、辛勤耕耘。在川南大地上救病患于危难、践医师之诺言、尽医者之责任。雷泽华医师专业发展上视野宽广，学术研究上见解独到，而且有抓铁留痕、踏石留印的钉子精神。穷十年之功总结、撰写《LEER模式下的加速康复外科》便是明证。

  加速康复外科在国际已有20余年的临床探索与实践，已有证据显示开展ERAS实践对减少术后住院时间、降低并发症发生风险、改善患者安全、促进医患和谐有实质性的助益。

  本书是一本为协助临床医护人员开展、研究、应用和推广加速康复外科，而进行方法学探索和介绍最新相关进展的专业书籍。此书旨在为医生和护士在开展加速康复外科工作时，提供一种"以目标为导向"的系统性工作思维、工作方法和工作流程，这种模式就是通过建立阶段目标"LEER"，把加速康复外科的相关要素、措施、方法依托信息系统集成一种系统、规范、统一的工作思维、工作方法和工作流程，以此来帮助医生、护士开展加速康复外科工作。而且为了使阶段目标的工作能够得到落实和更好地完成，创新性地提出了建立多目标管理护理工作小组。这对国内各级医院相关学科开展ERAS工作有一定的参考价值，由于此书经验仅成于单一机构，尚待国内同行在引入ERAS实践中不断完善与丰富。

2021年1月

前　言

　　加速康复外科（ERAS）概念首次提出后，经过数年的临床实践，Kehlet教授所在的哈维德夫医院被国际医疗卫生机构认证联合委员会（JCI）连续4年进行认证。2011～2018年，哈维德夫医院连续多年被丹麦国家卫生部和丹麦医院协会评选为病患满意度最高的医院，加速康复外科从提出到实践20余年，最终在丹麦取得了巨大成功。经过观望、摸索和实践，欧洲营养和代谢委员会（ESPEN）在2005年提出了开展ERAS工作的整体方案，并发表了相关工作的第一部专家共识，经多年的实践、研究和应用，也证实了ERAS能减少住院时间，并降低并发症发生的风险，而不影响患者安全。直到2010年，国际上第一个ERAS学会在瑞典成立，2012年，全球第一届ERAS年会在法国召开。2009年，英国则在整个国民健康保健系统中采用ERAS理念制定了一系列的临床路径和指南，经过实践和应用，证实可在短时间内促进患者康复，并于2019年在全国推出了100多家试点医院开展此项工作。我国最早在2007年由黎介寿院士团队率先将这一理念引入国内，2015年，国内召开了第一届ERAS大会，并成立了第一个ERAS协作组，出台了第一个ERAS专家共识，之后相关专业也分别出台了一些共识和指南。但多年来，ERAS在国内的开展和推行情况并不乐观，仅在少数大的医院不成体系地探索性开展。研其原因，在于这一理念是一个系统性工程，内容多、涉及范围广、理论泛化、没有一个完整的方法学，各专业又各自为政，更没有一个统一的工作流程，导致这一工作要么难于开展，要么开展内容非常局限，工作也流于形式。然而可喜的是，西方国家多年来开展ERAS对患者的术后康复非常有益，而国内各医疗中心近年来的探索、实践也使这一工作在国内受到了进一步的重视，其中以华中科技大学同济医学院附属同济医院陈孝平院士带领的湖北陈孝平科技发展基金会联合国际肝胆胰协会中国分会ERAS专委会为代表，在全国建立并推广肝胆胰外科ERAS标准病房的评审和认证体系。通过建立的标准对建立肝胆胰外科ERAS标准病房给予指导、培训、评审、认证和授牌，极大推动了我国ERAS工作的全面开展和应用。这一工作从2019年5月在全国范围内评审，并授予了第一批肝脏外科ERAS标准病房以来，到2020年底已完成了第5批全国评审、授牌，同时还举办了九届青年医师培训工作。截至2020年底，全国已授牌的医院有62家，作者医院是第二批被授予肝胆胰外科ERAS标准病房的单位。针对目前国内加速康复外科工作开展不佳的现状，国家卫健委在2019年11月27日从行政方面出台文件，要求用一年时间以骨科专业为代表在全国开展ERAS的工作试点，以推动我国ERAS工作的开展，可以预期这项工作将会在政府部门的全力支持下迎来我国ERAS工作的快速推进和发展。

我们在近些年开展的ERAS工作初期，也遇到了很多实际问题和难点，工作茫然没有重点，存在东一榔头西一棒锤的情况，没有一个固定划一的工作流程和方法，对治疗后结果也无标准，医生工作积极性不高，被动应用导致医护不协调，严重浪费资源，患者从这项工作中受益效果也不理想。经过思考和群策群力，我们有了思路和方向，通过学习、探索、创新、实践，从工作角度和工作目标着手，为临床开展ERAS工作制定了针对患者术后加速康复的具体目标，提出了以"少痛、早动、早食、安心"为阶段目标的LEER模式。由此建立了一种有别于以"过程"为导向的方法，而是采取以"目标"为导向的集成工作方法，这种集成方法学的建立，就是为医生和护士提供一种系统的、规范的工作方法和工作流程。这种方法的优势在于易学、易记、易执行、易掌握、易追踪、易管理，而且为了使阶段目标的工作能够得到落实，特别建立的多目标管理护理工作小组（MTNG）则能更好地完成这些工作目标，最终使患者从加速康复外科这项工作中受益，这也是我们工作的另一个创新点。为了更好地在各种不同条件下广泛开展这项工作，使之成为一种系统、规范、统一的方法和流程，需要在病区和专业上完善标准化病房的建立，其中包括建立开展加速康复工作的组织构架，建立、健全工作制度，加强人才培养，完善质量控制体系，完成信息化系统建设，这样才能使这项工作成为一种系统、规范、完整的工作流程和方法。

《LEER模式下的加速康复外科》的撰写，是基于2019年6月乐山市重点科技项目"肝胆胰外科系统性加速康复外科标准化病房建设"课题（编号19JRK231，乐科发〔2019〕6号文），2020年7月四川省卫健委（川卫函〔2020〕121号文）批准"LEER模式在肝胆胰外科系统性加速康复标准化病房建设中的作用探索"（编号20PJ296）普及应用科研项目而编写。从2018年系统性、标准化病房建设工作开展、推进以来，我们举办了各种活动来介绍和推广这一项目，也积极参与了与ERSA相关内容的各种学术分享和比赛。到今年初，我们先后接待了省内外13家医院同行到病区参观、学习和交流，也发表了与项目相关的数篇论文。由于我们的这项工作开展的时间不长，还一直在探索的路上，书中肯定存在不少的错误和缺点，希望各位读者不吝赐教，及时批评、斧正！

在此，感谢参与本书编写的各位专家和同仁的辛勤付出和劳动！感谢为本书作序和对本书的编写给予指导的四川大学华西医院曾勇教授和中国人民解放军总医院卢实春教授！

2020年11月26日

目 录

第一章

加速康复外科的发展概况

第一节　加速康复外科概念的产生及定义

加速康复外科（ERAS）也称快速康复外科，1997年由丹麦哥本哈根大学的Henrik Kehlet教授第一个最早提出。ERAS是一种基于循证医学证据提出的关于围手术期处理的一系列优化的措施和理念，其目的是减少术后患者的生理及心理创伤应激，尽可能地减少手术患者的功能损伤和促进功能恢复来达到快速康复。其措施和理念贯穿于整个围手术期，核心内容包括：①精准、细致及尽可能微创化的外科手术操作；②优化的麻醉措施及术中尽可能采用的各种保护措施；③围手术期尽可能的减少鼻胃管、导尿管和手术引流管等的使用；④术前缩短禁食、禁水时间，手术后尽早进食；⑤手术后的早期床上、床旁和床下活动；⑥术后疼痛治疗；⑦围手术期计划和控制性输液等。这些措施和理念其实早在20世纪六七十年代中国的外科学者及专家就已经在临床上积极探索、实践并取得了较好效果。其中最具代表性的是1965年武汉医学院附属医院外科的李忠友和洪达生两位医生在发表的《胃大部切除后革除"两管一禁"常规186例临床小结》一文中总结到：胃大部切除术后革除"两管一禁"常规，只要病例选择恰当，具有减轻患者痛苦，促进患者术后全面康复等优点。同期武汉医学院第二附属医院曾祥熙、谭凤美和裘法祖团队在《在外科医疗工作中贯彻"二减一保"的体会》学术论文中，提出"在保证医疗质量的前提下，尽可能地减少患者痛苦、减轻患者和国家负担"，简称"二减一保"。文中对33例胃大部切除手术患者施行了优化术前检验、术中精细操作、减少出血与输血、术后尽早地拔除胃管、尽早地进食等措施，明显缩短了患者住院天数、降低了住院费用，达到促进患者康复的目的。以上革新是20世纪70年代我国较大范围尝试开展打破"禁食、安置胃肠减压管和输液管"工作中最具代表性的文章，被当时外科界称作革除"两管一禁"，其主要措施包括缩短禁食时间、减少胃管安置、术后减少输液（包括输液量和输液时间）、术后早期进食和早期活动等促进患者快速康复的相关措施，但由于这些改革措施所获得的效果没有进一步深入研究而形成更大的临床成果，从而也就终止了以上改革措施的进一步实施和研究。国外加速康复理念的提出，到目前经历了20余年的实践和发展，已在普通外科、骨科、胸心外科、妇产科、神经外科及泌尿外科等诸多领域逐渐得到认可，并在临床继续倡导应用，取得了令人瞩目的成绩，现已成为引领21世纪外科发展的重要方向。

第二节　加速康复外科的发展历程

一、国际上的应用情况

1995年 Henrik Kehlet教授团队把腹腔镜微创手术技术、硬膜外镇痛、术后早期进食及早期活动等措施应用于结直肠手术患者，证实这些措施能够促进结直肠手术患者术后康复，于1997年正式提出了ERAS理念，并积极践行、推广和应用这一理念。2001年，由英国的Ken Fearon教授和瑞典的Olle Ljungqvist教授牵头成立了旨在推广发展ERAS理念的欧洲ERAS研究小组，包括英国、瑞典、丹麦、荷兰、挪威等五个欧洲国家成员，并于2003年在瑞典斯德哥尔摩开展了第一次会议，在2005年发布了第一部关于结肠手术的ERAS共识。2005年欧洲临床营养和代谢学会（ESPEN）在卢森堡提出了结直肠手术围手术期的ERAS整体管理方案，奠定了ERAS的基础。在此之后ERAS理念开始在欧美国家被大范围推广、应用、研究，英国在2009年制定了一系列的临床路径和指南，开始在其国民健康保健系统广泛应用ERAS理念。经过实践和应用，其结果证实ERAS理念可在短时间内促进患者康复，目前已在全英国推出了100多家试点医院开展此项工作。在欧洲ERAS研究小组的基础上，2010年非营利性的欧洲ERAS协会在瑞典斯德哥尔摩成立，并于2011年在意大利米兰举办了第一届国际ERAS会议，于2012年在法国戛纳召开了第一届ERAS世界性大会，有来自28个国家的237名代表参会。自2012年发布结直肠手术ERAS指南以来，截至2020年ERAS协会先后发布了20余项ERAS指南（表1-1），内容涉及结直肠手术、胃肠手术、肝脏手术、胆道手术、胰十二指肠手术、心脏手术、骨关节手术，妇产科、神经外科、泌尿外科等多个学科领域，构建了一套较为完整的ERAS指南体系。同时ERAS协会也在积极促进ERAS理念在世界范围的发展和应用。

表1-1　欧洲ERAS协会发布的ERAS相关指南

年份	指南名称
2012	《择期结肠手术围手术期管理ERAS指南》
2012	《择期直肠/盆腔手术的围手术期管理FRAS指南》
2012	《胰十二指肠切除术围手术期管理ERAS指南》
2013	《膀胱癌根治性膀胱切除术围手术期管理ERAS指南》
2014	《胃切除术后加速康复共识指南》
2015	《胃肠手术后加速康复指南》（第1部分：病理生理部分）
2015	《胃肠手术后加速康复指南》（第2部分：麻醉实践共识）
2016	《妇科肿瘤手术术前和术中管理ERAS指南》
2016	《肝脏手术围手术期管理ERAS指南》
2016	《减重手术围手术期管理ERAS指南》
2017	《乳房重建手术最佳围手术期管理的ERAS共识》
2017	《头颈部肿瘤切除伴游离皮瓣重建手术的最佳围手术期管理：ERAS协会共识回顾及建议》
2018	《肺脏手术加速康复管理ERAS指南》
2018	《结直肠手术围手术期管理ERAS指南》
2018	《食管切除手术围手术期管理ERAS指南》
2019	《剖宫产孕期和术前管理ERAS指南》
2019	《胰十二指肠切除术围手术期管理ERAS指南》
2019	《心脏手术围手术期管理ERAS指南》
2019	《妇科肿瘤手术术前和术中管理ERAS指南》
2020	《全髋关节和全膝关节置换术围手术期管理ERAS共识》
2020	《新生儿肠外科围手术期管理ERAS共识指南》
2020	《伴或不伴腹腔热灌注化疗的减瘤手术的围手术期管理ERAS指南：术前和术中处理》（第Ⅰ/Ⅱ部分）

二、国内的应用情况

（一）国内引入后的开展情况

早在2004～2005年，四川大学华西医院胃肠外科团队进行了一项关于结直肠癌手术患者术后早期拔出胃肠减压管的临床随机对照研究，结果显示术后12～24小时早期拔出胃肠减压管可以显著缩短术后排气排便时间，促进术后胃肠功能恢复并有效缩短住院时间，而且可以有效减少术后发热、咽喉炎、肺部感染等情况发生，并于2006年在《世界胃肠病学》杂志上报道这一研究结果。ERAS理念正式引入国内是在2007年，由南京军区南京总医院的黎介寿院士团队最早引入，并积极开展ERAS相关临床应用研究和推广工作。2007年江志伟、黎介寿团队发表了胃切除手术、结直肠癌切除手术相关的ERAS临床应用研究，显示ERAS理念相关措施可以促进术后康复、缩短住院时间，同时不增加术后再住院率。其胃癌手术ERAS临床研究被欧洲ERAS协会2014年发表的《胃切除后加速康复外科专家共识与指南》引用。自2009年开始，南京军区南京总医院持续举办了7届"胃肠肿瘤加速康复外科新理念学习班"，指导培训了近千名医护人员，并在国内多个省市的外科年会上开展了近百场ERAS相关学术交流，积极将ERAS理念推向全国，为ERAS理念在我国应用推广奠定了基础。2012年，ERAS概念正式写入赵玉沛院士主编的研究生教材《普通外科学》第2版"外科总论"。2015年7月，在南京召开了第一届全国加速康复外科大会，成立了我国第一个ERAS协作组，发表了第一部ERAS相关共识：《结直肠手术应用加速康复外科中国专家共识》（2015版），标志着ERAS在我国进入快速发展的阶段。由此我国的ERAS临床应用研究进入蓬勃发展的新阶段，ERAS理念在全国各地快速推广并应用到临床，由普外科逐渐应用到胸心外科、骨关节外科、妇产科、神经外科、泌尿外科等多个学科领域，多学科的ERAS团队在国内很多较大的医院涌现并积极开展ERAS相关临床应用和研究工作。

（二）国内相关组织和共识的发表

2015年中华医学会肠外肠内营养学分会组建了国内第一个ERAS协作组，同时发布了中国第一个ERAS相关专家共识。2016年1月28日国家卫生和计划生育委员会[①]加速康复外科专家研讨会在南京军区南京总医院召开，标志着国家层面已开始关注加速康复外科的工作。后经由全国政协委员冯丹龙女士在全国政协会议上提案，2016年12月15日国家卫生计生委员会医管中心加速康复外科专家委员会在杭州正式成立，浙江大学医学院附属第一医院王伟林教授担任主任委员，这标志着ERAS的推广与应用正式成为国家关注的方向。另外，中国医师协会外科医师分会ERAS专家委员会也在同期成立。此后在全国上下ERAS相关的各级学术组织、团体先后成立。2018年中华医学会外科学分会和中华医学会麻醉学分会发布了我国第一部ERAS相关指南——《加速康复外科中国专家共识暨路径管理指南》。截至2020年，我国已发布ERAS相关共识17部，ERAS相关指南1部（表1-2）。

---

① 国家卫生和计划生育委员会，以下简称国家卫生计生委员会，现称国家卫生健康委员会。

表1-2　我国ERAS相关共识和指南

年份	共识和指南	发布者
2015	《结直肠手术应用加速康复外科 中国专家共识》（2015版）	中华医学会肠外肠内营养学分会 加速康复外科协作组
2015	《促进术后康复的麻醉管理 专家共识》（2015版）	中国医师协会麻醉学医师分会
2015	《肝胆胰外科术后加速康复 专家共识》（2015版）	中国研究型医院学会 肝胆胰外科专业委员会
2016	《胆道手术加速康复外科 专家共识》（2016版）	中国医师协会外科医师分会 胆道外科医师委员会
2016	《食管癌加速康复外科技术应用 专家共识》（2016版）	中国医师协会胸外科分会 快速康复专家委员会
2016	《中国加速康复外科围手术期管理 专家共识》（2016版）	中国加速康复外科专家组
2017	《腹腔镜肝切除术加速康复外科 中国专家共识》（2017版）	中国医师协会外科医师分会 微创外科医师委员会
2017	《肝切除术后加速康复 中国专家共识》（2017版）	中华医学会外科学分会外科手术学学组、中 国医疗保健国际交流促进会加速康复外科学 分会肝脏外科学组
2018	《加速康复外科中国专家共识 暨路径管理指南》	中华医学会外科学分会 中华医学会麻醉学分会
2018	《甲状腺外科ERAS中国专家共识》 （2018版）	中国抗癌协会头颈肿瘤专业委员会 中国抗癌协会甲状腺癌专业委员会
2018	《中国肝移植围手术期加速康复 管理专家共识》（2018版）	国家卫生计生委医管中心 加速康复外科专家委员会
2018	《中国肾移植围手术期加速康复 管理专家共识》（2018版）	国家卫生健康委员会医管中心加速康复外科 专家委员会器官移植学组
2019	《成人日间手术加速康复外科 麻醉管理专家共识》	中华医学会麻醉学分会"成人日间手术加速 康复外科麻醉管理专家共识"工作小组
2019	《妇科手术加速康复的 中国专家共识》	中华医学会妇产科学分会 加速康复外科协作组
2019	《加速康复妇科围手术期护理 中国专家共识》	北京协和医院妇产科 中国医科大学附属盛京医院妇产科
2019	《加速康复外科围手术期营养支持 中国专家共识》	中华医学会肠外肠内营养学分会、中国医药 教育协会加速康复外科专业委员会
2019	《中国加速康复外科围手术期 非甾体抗炎药临床应用专家共识》	国家卫生健康委员会医管中心加速康复外科 专家委员会、浙江省医师协会临床药师专家 委员会、浙江省药学会医院药学专业委员会
2020	《产科快速康复临床路径专家共识》	中国优生科学协会妇儿临床分会产科 快速康复学组

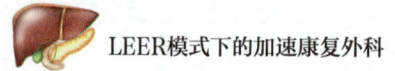

（三）国内相关政策的出台

2016年国家卫生计生委员会着手大力推进ERAS发展，主要包括以下几方面内容。第一，规范化临床路径建设：①制定各术型ERAS路径和标准；②全国联动并监督执行路径。第二，积极开展ERAS临床研究，并依托大数据进行分析。第三，促进ERAS示范基地建设和促进ERAS病房分级建立。为了进一步推动我国的加速康复外科工作的开展，国家卫生健康委员会于2019年11月27日发布了《关于开展加速康复外科试点工作的通知》，用一年的时间首先从骨科专业开始试点工作，时机成熟后逐步在全国推广、应用这一治疗模式。

（四）国内开展现状和发展趋势

目前我国ERAS理念在国内推行情况并不乐观，总体而言存在"共识多、指南少、内容多、实践少"的问题。虽然我国有ERAS相关共识17部，但是多数共识的制定不是在多学科专家参与下完成，缺乏统一性，重复较多，且部分意见不够明确。另一方面ERAS理念临床应用工作因相关内容多、涉及范围广，理论泛化，缺乏紧贴临床实际且操作性强的实施方案，不同地区、不同医院各自为政，缺乏统一的工作流程和实施评价标准。再者就是广大医护人员对ERAS这一理念的认知接受程度、患者的认知配合程度和当前的较为紧张的医患关系均是影响我国ERAS理念进一步临床推广、应用的重要因素。上述这些原因导致ERAS临床推广、应用不够规范，出现各地ERAS推广工作开展不均衡。ERAS理念贯穿于整个围手术期，其实质是一种创新的优化外科治疗模式，目前在欧美广泛应用并取得成功，现英国、加拿大等国已从国家层面推广应用ERAS理念。在我国，国家卫生健康委员会等相关部门已经展开行动，ERAS理念势必会在全国范围内普遍推广、应用，同时将会有更多符合我国实际情况的ERAS相关指南、规范相继发布，各专业也将逐步形成切实可行的ERAS方案实施流程。同时ERAS标准化建设的探索也将稳步推进，目前由华中科技大学同济医学院附属同济医院陈孝平院士领导的湖北陈孝平科技发展基金会联合国际肝胆胰协会中国分会ERAS专委会已在全国率先建立并推广肝胆胰外科ERAS标准病房评价和认证体系，通过对肝胆胰外科 ERAS标准病房给予指导、培训、评审和认证、授牌，以期在全国肝胆胰病房建立统一的ERAS相关实施标准，而这项工作必将极大推动我国ERAS理念的推广应用，乐山市人民医院肝脏胰外科病房也通过评审、认证，成为基金会第二批接受培训和被授牌的单位。相信在不久的将来，ERAS理念的诊疗新模式会在我国形成全面、规范、有效、完整的体系，逐步取代传统的外科诊疗模式。

蒋康怡　庞波

第二章

加速康复外科开展中的问题与难点

　　加速康复外科理念及其工作已在国内外受到广泛重视并得到快速发展，国内相关部门也在积极提倡推广和运用。但在临床实际实施ERAS理念的过程中发现，由于ERAS理论涉及范围广、条款繁杂、过程冗长、各专业间各自为政、没有统一标准和较为成熟的工作流程和方法来指导，从而导致在国内临床难以广泛推广和应用。这项工作即使在国外，也一直在不断探索、研究和发展，其中对护理人员还必须进行专门培训，这便需要较高的学习成本来保证流程实施的规范化，对患者也需要进行专门的指导和培训，使患者能准确理解临床传递的信息，这样才能极大地保障ERAS工作开展的质量与效率。所以我们在开展ERAS工作中要勇于直面存在的诸多问题与难点，结合自身情况，通过不断学习、探索、创新、实践，去寻找适合自己、适合中国国情的，具有自身特色的、有循证依据的ERAS的工作思维、工作流程和工作方法，以下就开展ERAS工作中存在的问题和难点分析如下。

第一节　传统模式和固化观念的束缚

　　加速康复外科这一成果被认为是20世纪末外科学的突破性进展之一，已有多项多中心研究证实其优势，并且已经得到循证医学的支持。在国内，少数医院尝试性开展十多年后，至今许多大的医疗机构仍然很难成系统和大规模地规范化开展。探其难以广泛开展、推广和应用的原因，首先是观念的问题，由于过去我国医生的培训和工作模式与西方国家的培训模式和方式不同，医院的管理和运作模式同样不同，对很多东西的认同度存在差异，依从性也不相同，因而在引进某些技术和推广某些理论时要靠个人在学术界的影响力去推动，这样很难达到预期的效果。我国医生常受传统文化及观念的影响，在探索和创新性上缺乏原创动力和思维，致使其工作思维和工作方法的形成常常先入为主，工作上常按早已固化的模式去被动工作，其形成的多年临床经验、习惯难以改变，因而导致在临床推广过程中难以有效实施，很难接受这一革命性的改变。医学的发展自古以来就是一门"经验性"学科，临床工作的开展很多需要"经验"的积累作为指导，尽管这没有任何循证医学作为依据，但"经验的正确性"往往被认为是不容置疑的，而经验往往更容易束缚人的思想，进一步禁锢了国内绝大多数医生的思维变革，这也就阻碍了ERAS工作的开展和推广。因此，要大力开展和应用ERAS，首先是要改变医务人员的思想和观念，着手去改变固有思维、固化的工作场景和工作模式。

第二节　ERAS工作开展中面临的问题

一、客观问题

多学科诊疗模式（Multi-disciplinary team，MDT）是现代医学的重要发展趋势，而ERAS又是多学科发展的创新性产物之一，也是目前各专业推荐的方向。ERAS强调多学科团队共同合作，无论哪个学科团队出现偏差都不利于ERAS的顺利实施。从客观上讲，由于传统观念及工作模式根深蒂固，导致很多医生、护士很难轻易去接受新的思想与理念，甚至因改变了原有的工作模式，增加了工作内容和工作量而产生抵触情绪，为保持原来的工作状况而完全不愿接受新的观念，这是阻碍ERAS工作实施和推广的核心因素之一。

此外，由于ERAS工作与绩效并无直接联系，国家医疗卫生系统又缺乏相应的鼓励措施，加之国内医疗资源有限，导致很多医护工作者均不愿改变工作现状，总是本着在尽可能不增加工作量的前提下完成传统的临床工作，安于现状。然而ERAS又是一个系统性工程，尽管在专业上无硬性要求，但需要团队的通力协作，仅靠个人"单打独斗"也是无从下手的。因此，如果没有医院的支持，成立专门的组织和部门，从组织上给予保障，没有医院层面制定的相关制度保障，很难建立起有效的专业化、系统化ERAS团队。这就造成了传统模式下我国早期探索开展ERAS时出现的困难，那就是缺乏系统的、统一执行的工作流程和标准，致使国内各地开展ERAS工作水平呈现参差不齐，许多工作成为一种无效、没有结果，也无法借鉴的工作。

二、主观问题

ERAS工作难于开展的主观问题首先还是传统观念的束缚以及大多数医生对其有效性和安全性存在质疑，继而不会主动去思考和改变既有思维和工作模式。其次，开展这项工作在没有便于执行的指导方案借鉴的基础上，医生、护士需要再学习、再思索、再实践，而这些项目科室层面如果没有计划和安排，医生更是心有余而力不足，即便开展也会造成理解和实施难以相互统一，致其依从性和正确性难以保障。再次，ERAS工作无政策性要求，医院也是既无考核要求，也无政策鼓励，在人力紧张、工作量增加的情况下，医护开展ERAS的积极性自然不会高，即便开展也往往比较局限和片面，造成整体工作形式单一，措施在实施中贯彻不到位，患者从中受益效果也不理想，医务人员对此项工作的开展是否必要就存在疑问，并丧失开展这项工作的积极性，从而无法在临床上进行有效的推广和应用。

第三节　ERAS工作实施过程中的难点

一、缺乏改变现状的意识和创新动力

首先是医生、护士的观念、认识及接受度的问题。传统的观念及工作模式的束缚以及国内紧张的医疗环境造成了医护在ERAS的开展过程中存在一些质疑、胆怯心理和开展与否无所谓的态度。开展ERAS工作必将打破许多医护的传统医疗工作思维和工作模式以及工作习惯，同时还会因增加工作内容和工作量，医护人员易呈现抵触心理，因而没有动力去接受新生事物。对科室管理者来说，也会担心"照本宣科"所引用的ERAS模式是否会存在"水土不服"，在付出了大量的人力、物力和精力后是否会出现不佳的结果，这些因素在一定程度上造成了医护的顾虑而难于开展，即使为了追求专业发展的趋势尝试性地开展起来，也没有真正想去探索出一条适合自己专业的方法来改变现状。所以在开展中也会导致ERAS的措施在具体实施过程中贯彻不到位、护理执行依从性差、执行效率低、执行中措施不到位等。其次，关于适应人群问题，这主要针对高龄、急危重症患者，这一类患者往往面临更为严重的外科刺激，存在的潜在风险更大，虽然ERAS已经有大宗样本的多中心研究证实其安全性及可靠性，但临床上为了规避风险，针对这类患者实施起来相对困难。再者，就是多学科之间的如何有效协作及人力资源分配等问题将阻碍这一工作的开展。此外，ERAS工作的开展必然要增加工作的内容和工作量，在当前大多科室医疗人力资源本就捉襟见肘的情况下，在缺乏政策鼓励和法律、法规保护的情况下，更加难以形成有效的专门司职ERAS的专业医护团队，从而导致工作的开展实施难上加难，常常无法保质保量地完成系统化的工作流程。

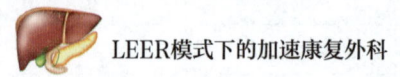

二、离开政府和政策的有力支持则难以实行

在我国通过先期行业内的先行者们从行业、从专业的层面去学习、引进、研究、探索并在临床的前期应用和推广中做了大量的工作，为我国能在全国范围内推进这项工作奠定了坚实基础。2016年1月28日国家卫生计生委员会加速康复外科专家研讨会在南京军区南京总医院召开，同年末国家卫生计生委员会医管中心在杭州正式成立加速康复外科专家委员会，同期，中国医师协会外科医师分会加速康复外科专家委员会也正式成立，这标志着该理念的推广与应用已成为国家战略，受到国家相关部门的高度重视，随后在全国ERAS相关的各级学术组织先后成立。国家卫生健康委员会办公厅也在2019年11月从行政方面出台文件，要求从2019年11月下文到2020年底，用一年时间以骨科专业为代表在全国开展ERAS的工作试点来推动我国的ERAS工作开展，这是政府层面从政策上给予大力支持的一个重要信号和发展趋势。可以预期，为了推动国内大力开展ERAS工作，国家医保部门的政策支持也会在将来跟进，这将是推动我国在ERAS领域迈向新高度至关重要的支持力量。

三、缺乏便于执行的方法学和工作流程

目前已出台的共识、指南、路径，均是为了要实现患者术后加速康复目标而提出的建议、要求、目标和框架式的意见，这些理论性的东西，指导医生为达目标而自己去学习，去理解，去掌握，去记忆，去寻求采用什么手段、涉及哪些内容和项目以及怎么安排护士去执行、资料如何收集等诸多具体问题。这种以"过程"为导向的工作方法使得医生无所适从，对那些纷繁复杂的条款、框架式要求和空洞的理念不知如何着手去开始这项工作，从何着手，什么时间开始，什么时间结束，该做什么，应该怎么做，哪个先做，哪个后做，记录怎么进行，观察什么，护理谁去执行，执行不到位、不统一怎么办等，难就难在这是一项系统性和体化的工作，没有统一部署难以由单一个体进行，必须统一协调开展。另外，这种工作模式下的工作要求是：①医生必须要比较全面、系统地去学习、去理解，并要熟记其中的方法、措施和要点；②医生要根据所掌握的相关知识和内容，摸索并建立一套工作流程和工作方法；③要对医生和护士进行专门的培训和讲解并提出相应要求；④这项工作的执行和完成，不是个人行为，必须要在专业内协同开展，也就是科室层面要有规定开展这项工作的要求和指示、要有构架的建立和开展这项工作的执行制度，要设立专门开展这项工作的具体负责的人员等。在完成这些工作后的开展仍然很难，难就难在这种模式不便于临床医生和护士的执行和操作。缺乏行之有效，便于掌握，易于临床应用和推广的标准化工作思维、工作方法和工作流程供临床应用，是目前我国国内难以推广和应用ERAS的

最大难点。因此，有必要去探索、去研究并创新一种适合临床应用的全新工作思维、工作模式和工作方法。

龚　杰　雷泽华

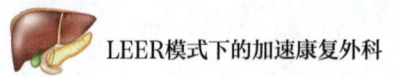

第三章

解决方案——建立以目标为导向的工作模式

　　加速康复外科理念从提出到实施，经过20多年的不断探索、研究、应用、创新、发展，已经在国际上多个国家的应用和推广中证明对患者的术后康复有益，也符合当前外科领域的发展趋势，更是国际上多国政府给予大力支持的工作，但此项工作在我国的开展情况并不乐观，应用局限。针对我国外科领域在开展这一工作中存在的各种问题，制约这个工作开展最关键的应该是观念和没有一个统一、规范并能够便于推广、应用的工作方法和工作流程供临床应用，我们在改变现有观念的同时，结合临床实际，提出了以临床治疗的阶段目标为具体工作抓手，通过多专业、多手段设计出一种系统、规范和统一的工作思维、工作方法和工作流程，旨在探索出一种便于临床掌握和方便实施的工作方法和流程来促进ERAS工作的开展。以下介绍我们为解决目前开展这一工作中存在的问题而推出的工作思路和工作模式。

第一节　以问题为导向的工作思路的转变

一、工作开展中的主要问题

　　我国引入ERAS理念10多年来，虽然有不少单位都在开展，但纵观各专业推出的各种共识和指南均存在理论泛化，条款繁杂，过程冗长，各专业间也各自为政，没有具体的抓手和统一的方法供临床借鉴应用，使这项工作在国内难以广泛地深入推广和应用。在刚开始开展ERAS工作时我们也照本宣科地去实施，按照共识和指南去效仿，其实际感受是医生在下达指示时也是针对自己理解的、认为重要的内容去要求护士去执行，去完成，没有一个固定的流程去系统地进行，每个医生的认识也存在差异，要求的东西也不统一，护士执行起来也很难，他们也不可能主动地、超前去做工作，这种杂乱的工作的结果也不便于观察和对照。因此医生、护士在开展这项工作时既被动也茫然，也耗费了宝贵的人力资源和时间，成效不明显。通过临床实践、学习和探索，作者认为这项工作之所以开展不佳，主要存在以下问题。

（一）客观方面

1．ERAS是一种理念，是一些需要执行的条款，涉及很多内容和要求，面广而有繁多的框架式条款和栏目，不利于医护理解和记忆，需要医生、护士先期学习、理解、记忆、规划和设计内容后，还需要一个专业部门来制定标准供大家应用。但这些具体工作在很多单位都存在缺陷，也就不可能很好地开展。

2．ERAS理念的实质本身就是一种通过多模式、多途径、多手段整合后采取的一系列措施去完成阶段目标来最终实现术后患者加速康复目标的。实际工作中由于各专业分割，没有专门的组织构架去制定系统和标准的方案让其实施，势必造成执行过程中的理解不到位和实施难以划一，其工作结果难以让同行认同而导致其依从性不高和工作的正确性难以得到保障。

3．无优化的且易于执行的方法学和工作流程，在自身护理资源有限的情况下，不仅可能使宣传和健康教育力度不足，还可能导致工作执行走样和简化成单一工作形式，最终导致ERAS措施落实、贯彻不到位的窘境。

4．ERAS工作无政策性要求，医院既无考核要求，也无政策鼓励。

（二）主观方面

1．医生、护士观念上未更新。

2．ERAS是一种系统性工程，专业上无硬性要求，个人也无从下手。

3．ERAS工作与效绩无直接联系，也与晋升、考核不挂钩，从而不愿改变工作现状，尽可能不增加工作量。

4．医保部门对执行项目的付出不认可，甚至会追责。

二、从工作实际出发转变观念

外科治疗及对患者的管理涉及整个围手术期，分为术前、术中和术后。目前的工作思维和工作模式均是每个医生依托各自的医疗组来开展临床工作，每个管床医生原则上是在上级医师和组长的指导下执行医疗方案，但事实上每个管床医生却是一个个具有独立执业资格的医师在下达可被执行的治疗医嘱，这就是说对同一种病的治疗过程即便在同一个专业组内也会因不同医生的处置而具有不完全相同的治疗方案和过程，也可能有不同的治疗结局出现，这种方式就好比作战形式，可以形象地表述为分兵把守、各自为政、各自为战的单兵思维和模式。而随着ERAS理念的提出、推广、应用和深入研究，发现其工作理念、工作模式、工作过程及工作要求就是把这种单兵作战的形式变成一个团队或集团作战形式，这种集团化的作战强调从内部措施上去整合，路径上去优化，管理要求规范，执行过程统一，执行后的成效一定会超越单兵作战形式的结果而呈现叠加效应，目前全球各国开展的ERAS工作的结果已经证明了这一集成创新模式的成功。因此，为了顺应现代医学发展趋势，适应政策要求，更好地服务于患者，确实、有效、广泛地开展ERAS工作可以真正达到有效降低术后患者的应激反应，减少手术后患者并发症的发生，促进手术后患者加速康复的目的。为了更好理解和卓有成效地开展这项工作，医生、护士也应适时改变自己，改变惰性思维，改变固有习惯，转换工作方法，探索工作流程，通过不断学习、借鉴、引进、吸收后的再创新来提升自己的能力和水平，为开创新的治疗模式继续探索。

第二节　建立以目标为导向的工作方法和流程

一种正确的方法学的建立，关系到这项工作开展是否顺利、能否成功、结果是否有效、是否便于开展、可不可以重复、能否推广，表现在它的应用是否方便、有序，是否能够体现系统性和标准化，这是我们首先要思考的问题。在我们的工作中，通过学习、借鉴、创新和实践，我们在实践的基础上探索出了一种适合于我们开展ERAS的工作方法和工作流程，以下介绍这种方法是怎样建立的。

一、建立集成化的工作模式

首先就是要转变观念，改变现有的单一工作模式，充分理解ERAS的核心内容和要求并通过多模式、多途径、采用一种集成方法学来整合各种措施，实现对患者的治疗和干预，从而达到使患者围手术期的各种应激反应减少，具体方法是在围手术期外科专业联合麻醉专业和护理等多专业共同采用各种优化后的相关措施来协同工作，这种协同工作模式就是集成工作模式，其优势表现在几个突出的方面：①疼痛治疗采用多模式镇痛，通过应用非甾体抗炎药（NSAIDs）的使用来避免或减少阿片类止痛药的使用；②避免或减少鼻胃管的安置；③术后早期离床运动；④尽早地恢复手术后的经口进食；⑤同时避免术后的大量输液和长时间的输液或出现术后补液量的不足。因此，要想把这些相关的要素、措施整合为一系统的、规范的和统一的工作方法、工作流程和工作规章，有效开展这项工作，就必须要把过去单打独斗的工作模式改变成由团队来执行的集成化作战。只有这样才能系统、规范、统一地完成这项工作。

二、探索并建立以目标为导向的方法学和工作流程

针对共识、指南、路径要求去执行各种医疗指令的工作方法，是通过对过程的执

行来达到希望的结果的一种方法学，就是一种以"过程"为导向的工作模式，这种工作模式是目前通常采用的方法。大家通常都会按这种习惯模式去思考和执行，这种模式要求执行者首先自己要去学习、理解、掌握、记忆并全面规划措施，然后下医嘱，护士再执行。然而，这种模式受许多因素影响，一是每个人的理解、掌握、记忆和执行标准不统一，执行内容存在缺失，护士的执行不规范，执行存在的差异均会影响结果，因此这项工作在没有制定统一标准前体现了一种随意性和不规范性，而病区的每个专业组间呈现的工作也是不一致的。同时，这种以"过程"为导向的工作模式，即便由团队去整合成流程，也不便于让执行者真正理解并树立牢固的体系化和标准化的概念。从临床实践来看，这种工作模式不利于临床的广泛应用，也不利于此工作的开展和推广。我们的探索就在于如何把这种不定型的、空洞的、繁杂的工作内容变成一种容易记忆、便于操作和推广且全面的、系统的、标准一致、规范化的工作方法和工作流程，以达到ERAS理念的要求，同时帮助医生、护士容易开展和便于执行ERAS工作。因此，针对这些问题，我们在改变现有观念的同时，结合临床实际，提出了以临床治疗的阶段目标为具体工作抓手，按照ERAS相关要素、措施，通过多专业、多手段将要实现的阶段目标集成为一种系统、规范和统一的工作流程来执行，旨在探索出一种便于医生、护士记忆、容易掌握和方便实施的一种工作思维、方法和流程来促进ERAS工作的开展。

第三节　LEER模式工作流程的确立

一、工作中阶段目标的设定

ERAS理念的总目标是实现患者术后的加速康复，减少术后并发症的发生，缩短住院周期。要实现这个总目标需要先去完成预期要达到的各个阶段的小目标，才能最终实现总目标。而通常的工作方法就是通过执行一个个的具体措施来达到治疗要求，为了完成这些目标，有数十个措施要去执行，这种方法难就难在医生在下达医嘱指令时难以适从，也存在医生理解、执行时不统一，不完整，有偏差，其执行后的结果自然也存在差异，难成体系，难以规范和统一，这是一种通过采取（治疗）过程的执行来呈现结果的方式、方法，是一种被动的工作方式。那么怎么采用一种主动的方法来帮助医生方便执行和下达医嘱指令来实施ERAS工作和理念呢？通常这种被动的方式、方法的效果是不理想的，在实践中是难以推广和应用的。那么我们可以在学习、深入理解和融会贯通ERAS的核心、本质后，从繁杂的要求和措施中去寻找要达到总目标前必须要先完成的每一个阶段和环节的重点和目标内容的工作，否则将影响整个结局。显然这种思考和方法是可行的，这种主动的方法就像一张渔网，网由许多的"纲"和下面的"目"组成，整个网除了有一个总"纲"外，还有总"纲"下面的各级小"纲"和小"纲"下面的许多"目"组成。所以ERAS理念要达到的总目标就是渔网的总"纲"，而被确定的能够影响总目标的各个阶段目标就是总"纲"下面的各个分"纲"，其完成阶段目标的具体措施的实施过程就是渔网的"目"。在工作实施过程中，只要抓住了这个总"纲"，就能从容地达到"纲举目张"的效果，这样工作就有了方向，有了要实施的阶段目标，就有了措施，有了抓手，实行起来就变得容易，也便于操作。在临床工作中，从ERAS的理念和要素中去探索、去寻找，最终确定完成术后患者的加速康复这个总目标，分阶段去逐一完成那些影响术后患者快速康复总目标的阶段目标。

二、LEER模式工作流程的确立

LEER模式就是根据自身开展ERAS工作的实际情况而建立的一种集成方法学，也是一种对常规工作流程的再造。因为加速康复外科是一种理念和一些措施，没有具体统一的工作方法和工作流程供临床在开展ERAS时使用。因此，我们推出的方案是由治疗结果反推工作过程来设计，通过梳理、精选并确定率先要达到的各个方向的阶段目标，将完成这些阶段目标的措施集成为一种系统的工作流程。这种以结果为抓手去逆向梳理实施过程的方法是一种主动作为的方法，其制定的流程便于实施者去把纷繁复杂的条款和理念以阶段目标按系统、按标准去整理形成一种脉络清晰的工作思维和方法，并且这种流程容易记忆，便于操作和执行，这就是以LEER为目标导向的工作思维、工作方法和工作流程。

雷泽华

第四章

LEER模式加速康复外科

第一节　定义及内涵

一、定义

LEER模式加速康复外科，其定义是以阶段目标为导向将加速康复外科相关要素、措施、方法依托信息化系统集成为一种系统、规范、统一的工作思维、工作方法和工作流程来实现术后患者的加速康复。按照实现患者术后加速康复这个ERAS理念和措施的总目标，分别先去完成能够达成总目标前的各个阶段分目标，最终完成总目标的思路，我们遴选出了需要率先完成的阶段目标构成了LEER模式，并通过集成化的方法学，依托信息化手段去制定成为一种可执行的、系统化的、全面的和统一的工作流程。

二、内涵

LEER模式中遴选并最终被确定的四个阶段目标，是对ERAS总目标会产生极其重大影响的内容，它们分别是由"少痛""早动""早食""安心"构成。

1. "少痛"，代表了对创伤引起的疼痛和由此产生的机体应激反应所采取的治疗措施后所希望应该达到的结果的评价。

2. "早动"，包含两方面的内容，一是指构成机体的组织、细胞和器官以及组成的系统产生的代谢、电生理活动、信息传导等形式的活动构成的机体的内在运动；二是指机体的诸如肢体运动、呼吸、咳嗽、吞咽、排尿、排便等可见形式的运动构成的机体的外在运动。"早动"则是指机体的内在运动和外在运动在应激发生后经处置后各种运动及体力能尽早恢复。

3. "早食"，不仅是指患者在受到各种严重应激和手术打击后消化功能受到暂时抑制不能正常或被禁止进食的情况下，通过相关措施的处置促使其消化功能的快速恢复的时候能够尽早、尽快进食，而且早食还包含了通过合理提供要素营养和治疗途径的正确选择来保障围手术期纠正患者术前、术后存在的营养失衡和营养不良，从而保障患者术后的顺利康复。

4．"安心"，是指在整个围手术期中采取各种医学手段来加强对患者的心理干预、心理治疗和心理慰藉，使患者在放松心情、无心理压力的情况下安心接受治疗后所呈现的一种心理状态。

对以上四个阶段目标，取其英文单词首字母"L"（less pain）、"E"（less move）、"E"（less eat）和"R"（reassuring）组合成"LEER"，即构成了我们提出的LEER模式。

以下是LEER模式中涉及的四个阶段目标相关问题的论述和处置措施。

第二节　少痛

一、少痛的概念和定义

"少痛"，是LEER模式中针对疾病治疗所带来的损伤性疼痛和由此产生的机体应激所采取治疗策略后的结果进行界定而提出的一项重要目标之一。针对每个人对于疼痛的感知完全不同，疾病自身产生的疼痛和治疗后带给患者的损伤性疼痛认知结果也完全不同，为了客观体现疾病自身带来的和临床采取治疗后造成的各种疼痛变化的真实感受，我们把疾病自身引起的疼痛和治疗疾病后的损伤性疼痛，以及对这两种疼痛进行临床干预后患者的疼痛变化结果，用一个看似不严谨实则更客观的"少痛"概念来体现，当然，对于部分患者在采取措施后感觉无痛也涵盖其中。"少痛"概念包含两个方面的内容，一方面是疼痛经干预后疼痛变化结果的评价，包含三个层面的意思：①疼痛产生的强度降低、减弱；②疼痛持续的时间明显缩短；③疼痛产生的频率大大减少。"少痛"另一方面的内容是指经治疗后由疼痛引起机体的各种应激反应的减少和降低，从而极大地减少了由此带给机体的损害，这些就构成了"少痛"的全部含义。疼痛治疗这一措施则是我们执行ERAS整体方案中最核心的环节。为了对疼痛更好地进行干预和治疗，我们有必要了解产生疼痛的相关机理，以下我们分别从疼痛产生的基础、疼痛发生的机制和产生的形式以及对疼痛的处置、对治疗后疼痛的判断等方面进行描述。

二、疼痛产生的基础

疼痛，仅仅是众多感觉中的一种主观反应，疼痛应该符合感觉的一切特征。感觉的产生首先要具备产生感觉的基础，那就是一要有感受器和感觉器官的存在，二是要有神经传导通路，三是要有感觉中枢的反馈才能有感觉的产生。感觉的发生过程是各种感受器或感觉器官被刺激后转化成神经冲动，再通过专门的神经通路传递给特定区域的大脑皮质进行信息处理而产生相应的感觉，这也是痛觉产生的机理。以下就感觉的相关结构和作用阐述如下。

（一）感受器和感觉器官

感受器是指对机体的内环境和外环境变化能够感知的一些专门的结构，可在体表或组织内。比如环层小体、触觉小体、梅克尔触盘等可感受触觉刺激；肌梭感觉器是感受骨骼肌纤维伸缩变化的。感觉器官是由结构和功能上都高度分化的感受细胞、感受器构成。

（二）传导信息

各种感受器受到体内外的各种刺激产生感受器电位继之叠加而爆发的动作电位，经传入神经传导到达初级中枢脊髓，继而通过专属的神经传导通路，传到大脑皮质的特定感觉中枢，形成不同的感觉，而不同感觉的传导通路各不相同。

（三）感觉中枢

大脑皮质的中央后回是感觉的最高级中枢。大脑皮质的中央后回对来自不同神经传导通路的内外环境的各种刺激进行整合分析，形成各种感觉。

（四）痛觉产生的特点

痛觉既有感觉的基本规律，也有自身的特殊之处。痛觉是一种由细胞组成的组织、器官、系统的功能损伤后所产生的反映从机体微观到宏观改变的特殊感觉——情绪，是大脑向身体发出的一种特别信息。痛觉的产生的条件：

1. 引起痛觉的刺激强度

要引起痛感，必须使刺激超过机体能够耐受的程度即达到疼痛阈值，只有是超过了疼痛阈值的刺激都会引起疼痛。机体不同部位和每个个体产生疼痛的阈值不同，因此，疼痛的感受也不同。刺激形式多种多样，如光、声、压力、冲击、剪切伤、温度、内在损伤等。

2. 痛觉感受器兴奋产生电信号

痛觉感受器，可分为机械性、机械温度性和多觉型痛觉感受器三种。痛觉感受器上分布有多种受体和离子通道，当刺激激活通道时，产生感受器电位并不断叠加至动作电位阈值才能触发动作电位的产生。

3. 局部组织致痛物质的释放

当刺激作用于局部组织时会导致某些化学物质和炎症介质的释放，才能激活痛觉感受器或者使痛觉感受器的阈值降低。

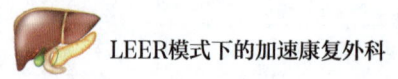

4. 动作电位第一级传导

传入神经纤维分为两种，第一种为有髓鞘A类纤维，直径粗，多传递快痛，定位清楚，消失速度快，多不伴有明显的情绪改变；第二种无髓鞘C类纤维，直径细，多传递慢痛，定位不清楚，消失速度慢，多伴有明显的不愉快和自主神经反应。

5. 信号从初级中枢传至高级中枢整合

电信号随着传入纤维到达脊髓后根神经节的初级神经元，经过换元后再通过脊髓后角次级神经元发出的纤维交叉至对侧的丘脑侧束上行至背侧丘脑第三级神经元，再通过第三级神经元发出的纤维投射到大脑皮质中央后回，经大脑高级中枢整合最终形成疼痛感觉。

因此，痛觉的形成经历四个过程：①转导，痛觉感受器将达到疼痛阈值的刺激转变为可以传递的电信号；②传导，将电信号从痛觉感受器的轴突端传导至中枢端；③传递，将电信号从一个神经元传递至另一个神经元，从初级中枢脊髓传递至大脑皮质；④感知，在大脑皮质最终形成痛觉。

三、疼痛发生的机制

疼痛的发生、发展的生理过程涉及多种痛觉感受器、传导纤维、神经递质、离子通道、炎性介质等，机制复杂，下面简要介绍几种机制。

1. 外周敏化

外周敏化是指长时间的外界有害刺激可增强对通路的反应性，从而使痛觉感受器阈值降低，对刺激的反应增强，表现在对正常的阈下刺激也会产生疼痛，这种情况称之为痛觉超敏；与之相对应的是痛觉过敏，对正常情况下同一刺激引起的反应增强。局部刺激和损伤会导致体内释放大量炎症因子，刺激感受器，参与疼痛发生、发展的过程。炎症因子和化学物质可直接或间接敏化痛觉感受器继之产生疼痛。

2. 中枢敏化

体内有害性刺激引起神经系统发生可逆变化，使神经细胞的兴奋性增加、突触传递的信号增多、抑制作用减弱及易化作用增强，从而使中枢神经系统过度兴奋，促进和增强疼痛的产生，表现为自发性的疼痛增加、外周疼痛刺激的阈值下降以及机体的反应性增强。中枢敏化时，脊髓的反应性增高，阈下刺激也可使痛觉感受器产生动作电位，产生痛觉超敏。

3. 受损伤的神经发生异常变化

在外周神经发生损伤后，若不能完全再生，受损的神经纤维轴突可能形成芽生或发生不正常的突触连接，甚至形成创伤性神经瘤，此类病理异常增生不具有正常神经组织的传导功能，反而对各种刺激过度敏感、对化学介质的反应性增高甚至异常放电，更易产生疼痛。

4. 心理机制

疼痛时患者的大脑某些区域异常活跃与患者的情绪感觉相联系。长期的心理压力与精神应激会导致疼痛的阈值降低，精神过度敏感，对于正常刺激会产生过度反应，进而导致疼痛扩大效应。心理因素在疼痛的发生、发展过程中起着推动和加剧的作用。

四、疼痛的表现形式

1. 急性疼痛

发病急，疼痛剧烈，躯干痛一般定位准确，而内脏痛多定位模糊，包括术后疼痛、分娩疼痛、创伤性疼痛、带状疱疹及带状疱疹后神经痛。

2. 慢性疼痛

是指周围或中枢神经系统损害而产生的慢性疼痛，多为顽固性疼痛，病程长，反复发作，对一般镇痛治疗效果不佳。

3. 癌性疼痛

可由于肿瘤增大压迫重要器官、肿瘤浸润神经、骨转移、癌组织的坏死出血导致，可表现为长期的隐痛，也可突然发生剧烈疼痛。癌性疼痛可长期存在，长期影响患者的生活质量，使患者在疼痛中挣扎。

4. 内脏痛

一般是深部痛，定位不准确，很难确认疼痛来源部位，多表现为钝痛、隐痛、胀痛、绞痛等，有时疼痛性质难以确定，伴有其他部位的牵涉痛，如胰腺炎时伴有左肩、腰背部放射痛。

5. 心理疼痛

主要是由于心理障碍引起，而组织器官无明确的病变，患者自诉疼痛而无证据证明实质器官病变，疼痛形式多种多样，多伴有情绪改变、睡眠障碍、近期遭遇重大创伤。

五、疼痛与机体应激

疼痛不仅仅表现在患者主观情绪紧张、焦虑、痛苦，也表现在由这种主观情绪衍生出来的对全身各细胞、组织、器官的应激反应。适度的应激有利于机体适应和应对环境变化，提高机体的耐受力，但持续的应激往往会造成机体内环境的紊乱和各器官功能障碍。因此，在这些产生应激的刺激中疼痛占据了极其重要的位置，对疼痛的处置是减少、减轻由此带来机体应激反应的最关键措施。以下简述应激反应产生的机制

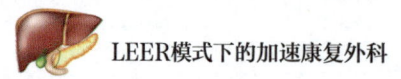

和对机体的影响。

（一）应激反应中神经内分泌系统的主导地位

1. 正常的应激反应

机体的应激反应受神经系统调控，通过神经、内分泌系统引起一系列病理、生理反应，尤其是交感—肾上腺髓质系统和下丘脑—垂体—肾上腺皮质系统的激活会引起一系列身体变化。

疼痛反应可激活以上两大系统，当适度激活的状态下，体内的生理代谢活动保持在一种平衡状态，维持糖、脂质、蛋白质的合成与分解，使体内水、电解质和酸碱平衡，保证机体的能量供应，维持内环境的稳态。

2. 病理性的应激反应

过度的应激反应会造成持续的机体伤害，内脏器官血管收缩，前期可代偿维持重要器官的灌注，后期失代偿后心、脑等受到损害，引起组织器官持续缺血，进而导致多器官功能发生障碍和损伤，出现心肌损害、负氮平衡、免疫损害、能量供应不足、微循环障碍，对呼吸、循环、消化、血液、免疫、精神、能量等方面造成不利影响，最终发展为多器官功能障碍综合征。

（二）应激对呼吸系统的影响

因疼痛，患者不愿进行主动、有效呼吸，为了减少疼痛，患者会尽量减少咳嗽和扩胸运动，这样将致胸、腹活动受限，引起咳嗽无力、排痰不畅，肺扩张也受限，膈肌活动能力下降，从而致使潮气量减小、有效通气量减少、呼吸浅快，时间长了易并发低氧、高碳酸血症、肺不张和肺部感染。血中儿茶酚胺、血管紧张素II、内皮素等收缩血管物质增多以及低氧、酸中毒等使肺部的血管发生收缩和痉挛，导致血管的阻力增加，从而引起肺的动脉压升高，心脏的右室负荷增加。同时儿茶酚胺还可使血小板增加，血液黏度增加，加之患者长时间卧床不活动，可能形成血栓，若不慎脱落可能发生肺栓塞，严重威胁生命安全。

（三）对循环系统的影响

疼痛使交感神经系统活动增强、神经体液因子分泌失调，血中去甲肾上腺素增加，作用于心脏的β_1受体，增强心脏收缩力，增快心率，提高心排血量，同时作用于α_1受体，外周血管收缩，外周阻力增大，心脏射血的后负荷增加，心肌耗氧增加，加重心脏负担，易诱发心律失常和心肌梗死。

（四）对消化系统的影响

大量的儿茶酚胺释放可引起消化系统的内脏血管持续性收缩，其收缩的结果可致肠道缺血、缺氧，胃肠道黏膜糜烂、溃疡、出血，加之血液高凝状态促进血栓形成，脱落的血栓也可能造成肠系膜上动脉栓塞，出现急腹症的表现。由于肠黏膜持续缺血或浅表溃疡不断出血，糖皮质激素可抑制免疫系统同时使胃酸、胃蛋白酶原增多，交感神经抑制肠蠕动，长时间进行肠外营养导致机体营养不良等因素都会造成保护屏障受损、侵袭因素增强、肠道菌群失调、机体免疫力降低，最终细菌和内毒素进入肠壁至门静脉和体循环，出现肠道细菌移位和肠源性内毒素血症甚至出现DIC。

（五）对血液系统的影响

糖皮质激素可使血小板、红细胞、中性粒细胞增多，血液呈高凝状态。当各种细胞因子和神经内分泌激素增加，可对血管内皮细胞造成损伤，启动内源性凝血途径。由于肝脏、肾脏血管收缩，供血减少，造成器官功能不全，体内凝血与纤溶两大系统无法达到平衡，这将极大地增加体内形成血栓的风险，表现在与术后肺栓塞、脑栓塞、下肢深静脉血栓形成密不可分。

（六）对泌尿系统的影响

体内肾素—血管紧张素—醛固酮系统的激活使醛固酮、抗利尿激素增多，引起体内钠、水潴留。交感神经兴奋释放儿茶酚胺使肾血管收缩，肾小球滤过率降低，严重失代偿时，甚至出现少尿、无尿、氮质血症。由于肾脏缺血缺氧，肾小球、肾小管坏死，肾浓缩与稀释功能丧失，最终发展成为不可逆的肾衰竭、尿毒症。

（七）对免疫系统的影响

疼痛的应激反应直接抑制机体免疫系统，糖皮质激素使嗜酸性粒细胞、淋巴细胞减少，机体免疫力下降，当受到外来细菌的侵犯时，机体产生免疫细胞能力不足，不能抵抗细菌侵入，容易并发感染。

（八）对精神心理的影响

长期疼痛会导致情绪行为的变化，出现焦虑、抑郁、害怕、愤怒、紧张、烦躁不安、学习记忆能力下降、食欲减退、失眠，甚至出现自杀倾向。过强或过长时间的疼痛会使人产生一种对现实的无奈感甚至绝望感，对疼痛的无能为力，可致严重精神障碍。

六、疼痛治疗

（一）药物治疗

药物治疗是最直接、最常用、最有效的方法，所使用的不同种类的药物其发挥镇痛的作用的机制也各不相同，因此选择的应用途径也不尽相同。

1. 药物的种类

（1）阿片类药物。这类药应用最多、最广，效果极其明显，具有强大的镇痛作用，主要通过使中枢和外周神经系统的阿片受体激动从而产生镇痛效应，在镇痛的时候意识清醒，其他感觉不受影响，多用于剧烈疼痛包括癌痛的治疗。阿片类药物包括吗啡、哌替啶、芬太尼、羟考酮、喷他佐辛、布托啡诺等。但反复大量使用易导致成瘾性和耐受性。该药不良反应有恶心、呕吐、便秘、尿潴留、呼吸抑制、精神错乱等。当发生阿片类药物急性中毒时，可使用纳洛酮解毒救治。

（2）非甾体抗炎药。这类药在临床也是广泛使用的，效果也明显，具有解热、镇痛、抗炎的功效。非甾体抗炎药的作用机制主要是靠抑制环氧化酶，通过减少前列腺素的生成产生中等程度的镇痛作用，对疼痛剧烈的和内脏发生的绞痛无效，对慢性疼痛的止痛效果较好。该药不良反应有很多，最常见的是胃肠道反应，严重者出现上消化道出血，有消化性溃疡的患者尽量使用选择性COX-2抑制剂塞来昔布、帕瑞昔布等；其次有肾脏不良反应，大部分非甾体抗炎药经过肾脏代谢，有慢性肾脏病尤其肾功能不全的患者谨慎使用；极少情况下有过敏的不良反应，过敏体质者慎用。常见药物有阿司匹林、布洛芬和吲哚美辛等。

（3）局部麻醉药。按照结构上的不同，分为酯类和酰胺类两大类局部麻醉药，前者以普鲁卡因、丁卡因和氯普鲁卡因等为代表，后者以利多卡因、丁哌卡因、罗哌卡因、丙胺卡因等为代表。局部麻醉药可逆性地阻断感觉神经冲动发生与传递，主要用于神经阻滞疗法，因这种阻断是暂时的，对所有神经冲动的产生和传导都有阻滞作用。

（4）糖皮质激素。它是一类甾体激素，在疼痛治疗方面主要是因为它具有抗炎、抗毒、抗休克、抑制免疫应答作用。激素主要应用于急性炎症的疼痛、神经病变的疼痛、软组织的无菌性炎性疼痛、肌肉韧带劳损的疼痛、癌痛、痛点给药等。若是在严重感染情况下应用糖皮质激素，要注意在有足量抗生素前提下使用，在应用抗生素之后使用，在抗生素停用之前停用。常见药物有氢化可的松、泼尼松、泼尼松龙、地塞米松等，具体用量参照药物的具体说明。

（5）抗癫痫药。常用药物卡马西平、加巴喷丁、普瑞巴林、奥卡西平等。对神经病理性疼痛效果极好，但对记忆和人的运动等均会产生影响，这些影响越明显则血药浓度就越高，使用时要注意药物剂量。用药期间定期检查全血细胞、肾功能、肝功能。

（6）抗抑郁药。这类药包括阿米替林、多塞平、氟西汀、帕罗西汀等，疼痛与精神因素密不可分，疼痛导致患者心理健康状况差、睡眠障碍、焦虑抑郁，反过来情绪精神因素又可引起或加剧疼痛，二者互为因果恶性循环。抗抑郁药可用于慢性疼痛的治疗，改善患者的情绪，提高患者的生活质量。

（7）神经破坏剂。主要是通过破坏周围神经，使神经细胞变性、坏死，导致神经失去功能而无传导感觉和运动的功能。常用药物包括苯酚和乙醇。但是要注意注射乙醇时会有强烈的注射痛，注射前可使用局部麻醉药阻断局部神经传导。

（8）神经保护剂。具有抗炎、促进神经细胞再生修复等功能，包括钙通道阻滞剂、突触前谷氨酸释放抑制剂、自由基清除剂、神经营养因子、兴奋性氨基酸受体拮抗剂、细胞膜稳定剂、雌激素等，可用于神经性疼痛。

针对药物治疗，在选择和应用上应遵循个体化原则，根据患者的不同情况进行适时调整应用方案，多按照从非甾体抗炎药等非阿片类药物再到阿片类药物的使用，剂量从小剂量开始，应用中还要对原治疗随时调整用量，达到最佳治疗效果。

2. 药物治疗疼痛的途径

（1）神经阻滞治疗。神经阻滞治疗是指通过对神经的主干、神经形成的丛和神经节的周围间隙注射局部麻醉药物去阻断神经冲动的暂时传导，从而达到治疗疼痛的目的。以下是常用的一些方法：

a. 痛点注射疗法。适用于腱鞘炎、韧带炎、关节炎等，常常在疼痛最剧烈的地方注射药物。药物直接注入可起到药物即可发挥局部作用而使全身不良反应降到最低。常使用的注射药物有局部麻醉药、糖皮质激素、生理盐水等。

b. 外周神经阻滞镇痛。在治疗疼痛方面作用显著，通过在外周神经周围注射局部麻醉药，阻断神经传导而产生镇痛作用。外周神经阻滞包括眶上神经、眶下神经、上颌神经、下颌神经、枕大神经、枕小神经、肋间神经、坐骨神经、膈神经等阻滞。在超声影像的帮助下，在熟练掌握解剖结构的前提下，通过神经阻滞达到治疗疼痛的目的。

c. 神经节阻滞。指在神经节注入局部麻醉药，包括半月神经节、星状神经节、胸腰交感神经。神经节附近重要的血管、脏器众多，需要更加熟练地掌握阻滞技术，通常在超声影像引导下进行操作，稍有不当易诱发严重并发症。剂量过大，可能局部麻醉药中毒；穿刺部位不当也可能引起气胸；特别要注意禁止行双侧喉返神经阻滞。

d. 神经丛阻滞。包括颈丛、腹腔丛、臂丛、腰丛的神经阻滞。

（2）硬膜外腔阻滞。是在硬膜外腔注入局部麻醉药，阻滞相应脊神经，使其所支配的区域没有痛觉，并且运动功能暂时丧失。这种方法适用于椎间盘突出所致疼痛、癌性疼痛、肌筋膜疼痛、术后疼痛等。最常见的并发症有高位神经阻滞、局部麻醉药中毒、全脊髓麻醉、硬膜外血肿、脑膜炎等。

（3）蛛网膜下腔阻滞。在蛛网膜下腔注射局部麻醉药，达到阻断脊神经传导的目的。为了避免马尾神经损伤，穿刺部位多在第1腰椎（L_1）以下，因为脊髓末端终止于L_1或$L_1 \sim L_2$椎体。蛛网膜下腔阻滞主要用于慢性疼痛、癌性疼痛、术后疼痛、分娩疼痛，并发症有头痛、恶心、呕吐、便秘、尿潴留、脊髓炎等。

（4）局部神经毁损。如不能切除晚期胰腺癌，因侵犯了胰周神经丛引起严重疼痛，术中使用无水酒精局部注射以毁坏神经组织达到止痛目的。

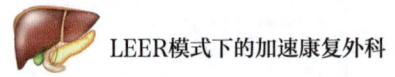

（二）物理治疗

利用物理因素对机体进行刺激从而达到抗炎、止痛的效果。如应用声音、光、冷热、水等物理因素治疗人体疼痛。具体方法包括电疗法、光疗法、超声波疗法、体外冲击波疗法、冷敷疗法、热敷疗法等。

（三）微创介入治疗

疼痛的微创介入治疗是将神经阻滞与影像学相结合，以治疗疼痛性疾病为目的的临床微创技术，包括臭氧治疗、等离子治疗、射频治疗、中枢神经电刺激、经皮旋切间盘减压治疗、胶原酶化学溶解术、激光治疗等。

（四）放射治疗

其目的均是通过破坏、杀灭肿瘤细胞和组织来使肿瘤缩小来消除对周围组织的侵犯和压迫，从而达到减轻疼痛的效果。放射治疗分为外照射和内照射两大类。

1. 外照射

指利用射线来照射肿瘤以抑制肿瘤的生长、减少肿瘤对邻近组织的侵犯甚至杀灭癌细胞的一种治疗方法，同时人体中的正常细胞常常能在照射后不发生改变，因为其具有强大的修复功能，可尽量减少细胞的突变。

2. 内照射

其中以^{125}I粒子的植入体内病变组织为代表的内照射，是通过^{125}I粒子所能释放出的γ放射线可以直接破坏肿瘤细胞的化学键，并能阻止肿瘤细胞的DNA合成和促使肿瘤组织产生氧自由基，从而使肿瘤细胞凋亡来控制和治疗肿瘤，通过抑制肿瘤的压迫而减轻由此产生的疼痛。

（五）心理疗法

一半以上的慢性疼痛患者有心理异常存在，伴随焦虑、抑郁、愤怒、失望、恐惧。所以，在治疗过程中多予鼓励、开导为主。如果要使用药物、睡眠干预、行为疗法等多种方式进行治疗，则是为配合缓解情绪，治疗心理的相关问题。

（六）中医治疗

中医治疗可应用药物、针灸和罐疗等方法进行，通过内服药物，外用各种物理治疗来缓解疼痛。这些治疗讲究持续不中断，疗效缓慢，需要患者长期配合。

（七）多模式镇痛

目前倡导采用多模式镇痛，是指联合应用不同药理的镇痛药、不同的镇痛方法来进行疼痛治疗，以期达到最好的镇痛效果。这种镇痛方式采用的主要药物分别是阿片类、非甾体类、曲马多和局部麻醉药物四类。而采取的疼痛治疗的办法分别是椎管内注药阻滞、外周神经阻滞、局部麻醉药物浸润和全身吸入性镇痛。通过联合使用不同药物，以减少单药使用的剂量，充分利用各药自身的优点而避其不足，使其产生的镇痛效应相加，而不良反应减少，这是多模式镇痛的目标。例如阿片类药物与对乙酰氨基酚联合、非甾体抗炎药与对乙酰氨基酚联合、阿片类药物与非甾体抗炎药联合等。不同镇痛方法联合应用同样能有效降低疼痛，如神经阻滞联合非甾体抗炎药或阿片类药物、硬膜外镇痛联合镇痛药物使用、局部麻醉联合镇痛药物等均能发挥极佳的镇痛效果。多模式镇痛措施强调贯穿于整个围手术期，涉及术前的、术中的、术后的和超前的各个时间段的镇痛以及根据病情需要的按时镇痛，足量、足程镇痛。因此，在加速康复外科工作中更是要强调整个围手术期充分应用多模式镇痛，并要针对每一个个体做到细化方案，从而减少镇痛治疗中的副作用，在有效镇痛的同时，更有利于术后患者的加速康复。

七、疼痛评估

疼痛的评估已成为临床监测的另一个重要指标。疼痛评估贯穿于整个围手术期，是疼痛管理的最重要工作。因此选择恰当的评估工具是正确评估疼痛的前提。以下是目前常用的几种评估工具，仅作简单介绍：

1. 言语描述疼痛量表（VRS）

VRS从最轻疼痛程度也就是无痛的0分开始到最严重的无法忍受的5分止（图4-1）。这个量表的好处在于患者容易看懂和掌握，不足处则是精确度比较粗略，患者难于精准评分，对疼痛的管理和治疗有一定影响。

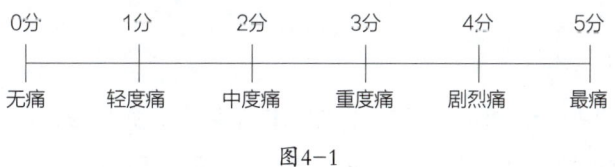

图4-1

2. 直观模拟评分表（VAS）

VAS是一种对痛觉评判很敏感的方法。在10 cm长的直线两端定为"无痛"和"剧痛"（图4-2），让患者在这条线两端之间根据自身对疼痛的感受和认知在这条线的某一点上做标记来代表当前自己的疼痛程度。这种评判方法简单易行、有效，也比较客观。但不适合文化程度较低或认知损害者来应用。

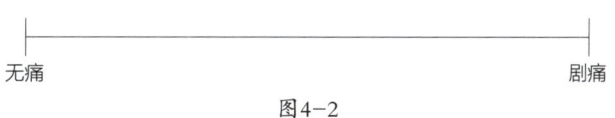

图4-2

3. 数字评定量表（NRS）

NRS是应用范围最广的单一估量表，适用于年长和较低文化程度者（图4-3）。这个量表标有数字0～10，分别表示疼痛依次加重的程度，0：无痛； 1～3：轻微疼痛；4～6：中度疼痛；7～10：重度疼痛，患者自己根据自身认为的疼痛程度来圈出疼痛程度的数字。

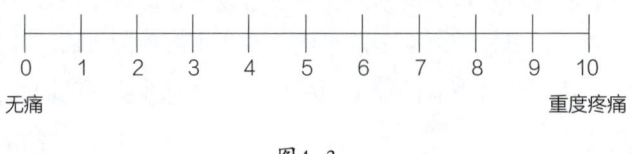

图4-3

4. Wong-Baker面部表情疼痛量表

该量表用面部表情来代表不同的疼痛程度。从微笑至哭泣来表达疼痛的程度（图4-4）。尤其适用于急性疼痛者、老人、小儿、表达能力丧失者、存在语言或文化差异者。

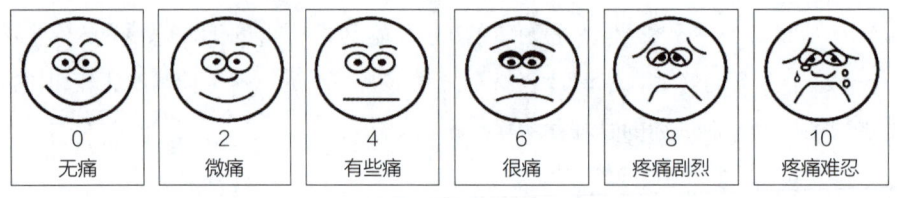

图4-4

在疼痛评估中，由于有些疼痛评估方法以患者主观症状为评价标准，有些则以客观体征为评价标准，所以各自具备各自的最佳适应范围及相应局限性。针对不同性别、不同年龄、不同病种乃至不同术式的患者需要将各种评估方法有机结合起来，以求达到最准确的临床探讨评价。在长期的实践过程中，推荐将言语评分法、数字评分法、Wong-Baker面部表情评分法三者进行结合后应用于临床，针对不同患者使用不同方法，并最终以数字评分法作为量化标准指导围手术期疼痛管理措施（表4-1）。

表4-1　疼痛等级评分卡

疼痛等级	评分		临床表现
无痛	0		无痛
轻度疼痛	1～3	安静平卧不痛	1分：安静平卧不痛，翻身咳嗽时疼痛
		翻身、咳嗽	2分：咳嗽疼痛，深呼吸不痛
		深呼吸疼痛	3分：安静平卧不痛，深呼吸痛
中度疼痛	4～6	安静平卧疼	4分：安静平卧时间疼痛（开始影响生活质量）
		影响睡眠	5分：安静平卧持续疼痛
			6分：安静平卧疼痛较重
重度疼痛	7～10	辗转不安	7分：疼痛较重，不安，疲乏，无法入睡
		无法入睡	8分：持续疼痛难忍，全身大汗
		全身大汗	9分：剧烈疼痛无法忍受
		无法忍受	10分：最疼痛，生不如死

第三节　早动

一、早动的概念和定义

"早动"，这里的"早动"有别于通常讲的早期看得见的诸如肢体类的运动，而是指构成机体的组织、细胞和器官以及组成的系统产生的既看不到、又摸不着的代谢、电生理活动、信息传导等内在运动和不仅能够看得见，还能听得到、摸得着的外在运动。"早动"是指在应激和手术打击后机体这些内在和外在的运动，一是在事前干预下不被抑制能继续保持正常活动而不受影响，二是事后虽然功能受到抑制但在相关措施的干预下能尽可能早地恢复其运动，保持其功能不受影响，或尽可能短时间地受到抑制，这就是"早动"的全部含义。"早动"在手术后患者的康复中具有极其重要的地位。

二、机体的内在运动

机体的内在运动是指维持人体全部活动的所有代谢活动，包括细胞、组织、器官和系统代谢活动，这些内在代谢活动是肉眼看不见、摸不着的运动。其中细胞代谢如肝细胞的摄取、合成、分泌、排泄等，组织代谢如神经组织的电活动，器官代谢如肾

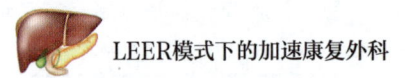

脏的过滤、吸收、排泄和系统代谢如呼吸系统维持体内气体交换等均是内在运动的表现形式。

（一）细胞代谢

细胞是人体的最基本结构和功能单位，细胞的正常活动是整个机体的正常运行的基础。整个机体是由大量的不同类型的细胞组成去完成不同的细胞功能。如红细胞能携带氧气和二氧化碳，并且参与血液的酸碱调节、免疫调节，成熟红细胞没有线粒体，通过分解葡萄糖提供能量。白细胞的主要功能是吞噬细菌、防御疾病。血小板有维持血管内皮的完整性作用，在止血的过程中发挥重要作用。其他各类细胞因构成的组织、器官和系统不同，它们均发挥各自不同的功能活动形式。肝细胞的代谢活动在整个机体物质代谢中处于中心地位，维持体内血糖的稳定，可进行脂质的消化、吸收、分解、合成，进行蛋白质和氨基酸的合成与分解等。

（二）组织代谢

组织包括结缔组织、上皮组织、肌组织、神经组织。各种组织各司其职，又互相联系，共同维持机体活动。

结缔组织具有保护机体、运输营养物质、维持机体功能等作用。结缔组织具有很强的再生能力，创伤的愈合多通过它的增生而完成。

上皮组织具有保护、吸收、分泌、排泄的功能。上皮组织内一般都无血管，其所需营养由深层结缔组织中的血管透过基膜供给。上皮组织可发生化生，若是发生异常化生，可能发生肿瘤，应提高警惕。

肌组织可分为骨骼肌、平滑肌和心肌三种，负责四肢的活动、胃肠的蠕动、心脏的搏动等。肌组织的存在是保障机体运动的先决条件，若是受到严重损害，生命活动会受到严重限制。

神经组织在人体各组织器官内广泛存在，支配机体各组织器官的运动，达到协调统一。神经组织相当于机体的总指挥，使各"零件"按照有效指令进行活动，若是神经组织瘫痪，意味着生命活动的严重紊乱，后果不堪设想。

（三）器官代谢

器官包括骨、脑、心、肺、肾、肝等。促进器官的活动，相比促进细胞、组织活动，是更为宏观的概念，临床上可用各种指标反映器官的功能状态，更能从整体了解器官活动状态。人体是由许多器官组成，各种器官在人体中承担着各种功能。

如肾脏是重要的排泄器官，肾脏的正常活动是维持体内水盐代谢和酸碱平衡的基础，其主要功能是滤过和排泄代谢废物，重吸收各种物质，保持稳定的内环境，还可以分泌多种生物活性物质。

肝脏就是整个机体的一个无害化工厂，从不间断地进行糖、脂质和蛋白质三大物质的合成与分解来作为维持机体各种活动时所需要的重要能量来源。肝脏是人体的主要解毒器官，使有毒物质转变为无毒或基本无毒的物质，随胆汁或尿液排出体外，保护机体的健康安全。肝脏被切除70%～80%，并不出现明显的生理功能紊乱，部分在切除后能迅速再生，恢复成原样。因此在肝损伤的康复过程中，要着重考虑肝脏的功能保护与功能恢复，促进肝脏早期恢复活动。

肺是人体的呼吸器官，人体通过肺与外界保持气体的流通和交换，以维持人体的基本生命。维持肺的功能与呼吸道的畅通是整个机体的正常活动的重要前提，呼吸的恢复是维持机体正常代谢和生命活动的基础之一，如果没有呼吸，会造成生命终止。因此，促进器官功能的恢复，有利于全身代谢活动的正常进行，为机体提供足够的氧供与能量，维持整个机体的正常运行。

（四）系统代谢

系统包括呼吸系统、循环系统、神经系统、消化系统、泌尿系统、内分泌系统、生殖系统、运动系统。一个系统的功能取决于各器官的综合活动配合，如消化系统的正常运行有赖于口腔、食管、胃、小肠、大肠、肝等消化器官的共同合作处理食物。不同的系统有不同的功能，消化系统负责食物的消化与吸收，呼吸系统负责机体的氧供和二氧化碳排出，运动系统负责机体运动和支持，泌尿系统的主要功能是生成、运输、储存和排泄尿液，生殖系统肩负繁育后代的职责等。各系统的功能不同，但是在执行活动时是相互依赖的，如运动系统、神经系统等正常都需要依赖呼吸系统的氧气来运行，呼吸系统与循环系统合作互助共同完成血氧交换。

机体的生存取决于所有细胞、组织、器官、系统的综合活动，细胞是构成机体的基本单位，细胞组成组织，组织组成器官，器官组成系统，共同执行维持我们生命的过程。机体的内在活动是井然有序进行的，是从微观到宏观的整体表现。

三、机体的外在运动

机体的外在运动是指身体及器官的宏观运动，是肉眼看得见的活动，包括躯体、肢体和胸廓的运动以及患者的表情动作、发声、眨眼、咀嚼、吞咽、咳嗽、喷嚏、排便和排尿等运动。这些运动是构成人体生活、工作、学习和人类社交一切活动的最基本形式。以下我们从患者术后的常用外在活动来谈机体的外在运动。

（一）肢体早期运动

能够减少下肢深静脉血栓形成的概率，长期卧床使下肢回流心脏的血液的速度减慢，长期不运动肌肉的收缩能力下降，对血管的挤压能力下降，血液更多地淤滞在下肢，血液黏度增加，血栓概率增加，若血栓形成但是形成不牢固，突然地运动反而会使血栓脱落而导致肺栓塞。在进行运动时要注意排除是否已经形成血栓，注意早期预防。

（二）加强胸廓的运动

能改善呼吸，促进通气，若术后患者因疼痛不愿用力咳嗽，咳嗽反射减弱，纤毛功能下降，无法及时清除体内的分泌物，肺内分泌物堆积，肺部感染概率大大增加，以及患者平卧时，膈肌上移，肺扩张受限，呼吸动度减小。机体早期活动能够促进呼吸功能的改善，使呼吸次数增加，呼吸幅度增大，有利于防止肺部感染，有利于早期康复。

（三）患者的早期咀嚼、吞咽活动

有利于患者尽早进行肠内营养，恢复胃肠道功能，若不能早期进行肠内营养，也应尽快补充营养，及早进行肠外营养。充足而及时的能量保证为细胞的修复、生命活动提供动力，促进患者尽早恢复健康，缩短住院时间。

（四）患者的排气、排便运动

这是胃肠道功能恢复的表现，由于肠管的正常蠕动能力减低，术后早动能够尽早促进肠功能的恢复，促进肠鸣音的恢复，缩短术后排便排气时间，减轻腹胀，增加食欲。

因此，早期活动，对于患者快速康复具有重要意义，有利于保持全身肌肉的正常张力，增加肺的通气量，恢复肠道功能，防止尿潴留，早日活动可以为患者树立对待疾病的信心，改善患者的心理状态。

四、影响术后机体运动的因素

患者手术后产生的应激必然会使组织、细胞、器官和系统的功能、代谢受到抑制，如何减少和避免影响机体功能的正常和稳定运动的因素是临床治疗中必须高度重视的工作，以下介绍影响机体功能的相关因素。

（一）疼痛影响

手术后切口和手术创面，皮肤、肌肉和骨损伤，肿瘤对周围组织、器官的浸润，以及各种因素造成对神经的压迫等因素均可引起患者疼痛。疼痛刺激会引起神经、内分泌的反应，这必然会抑制各组织和器官功能的正常运行，而外在表现则是抑制肌肉的活动，限制患者关节的活动度；反之患者的活动则会加重创伤的疼痛感觉。因此，疼痛不仅影响组织、细胞、器官的功能活动，也会限制患者的外在活动。

（二）体位影响

体位影响，主要是指直立体位。因直立体位造成患者的各种不适反应和不耐受，称为直立不耐受，可能与患者交感神经紊乱、体内营养素的代谢障碍等有关。通常患者在直立体位时可出现头晕、头痛、视物模糊、心悸、发汗、晕厥、恶心呕吐、低血压等症状，在平卧时以上症状可以缓解。因此医务人员会尽量嘱其减少下床站立和活动，患者更是会避免由此引起不适而减少各种相应运动。

（三）通路和管道影响

手术留置的各种管道如尿管、引流管以及心电监护仪、输液等装置会限制患者的床下活动，也可因为不合适的和不经意的运动造成管道脱落，影响体内积液的引流不畅，致使未达到有效引流的感染物引起感染扩散；另外，管道的牵拉造成器官、组织损伤和因牵扯管道带来的疼痛也限制了患者的床下活动。

（四）体力和营养影响

术前因疾病自身的消耗和各种原因带来患者不能正常进食和进食不足，加之重症患者和老年患者术前较长时间的不恰当食物的摄入和较长时间的禁饮、禁食，均可影响患者的精力、体力和术前不良营养状态；术后过长时间的禁饮、禁食，给予重症患者和不能经口进食的患者较长时间的肠外营养均可造成患者消化器官功能的不全和损害而引起体力差，而营养不足影响和限制了患者的早期活动。

（五）心理状况影响

手术、麻醉等的各种有害打击，常常会带给患者精神上的紧张、恐惧、焦虑。这些负担会很大程度上阻止患者术后的早期活动，使患者不愿配合术后开展的各种活动，甚至在被动运动时也会感觉疼痛剧烈。这可能与感受器发生敏化有关，情绪会放大这种疼痛感受使患者更加不敢活动，从而影响早期活动及功能锻炼。

（六）疾病特殊性影响

由于自身疾病和治疗需要，早期对患者必须限制其活动，如骨折患者术后为了防止骨折断端移位需要一定的限制活动；躁狂患者为防止出现自伤或他伤行为也需强制制动；发生心肌梗死的患者在早期时必须要求绝对卧床休息。因此，对不同的疾病治疗中和治疗后的早期活动应符合治疗和康复要求制定个体化方案来促进患者康复并缩短住院时间。

（七）医务人员因素影响

医务人员方面对早动的影响首先是反映在观念上，传统观念在早期活动上是保守的；其次对早动的影响是反映在医务人员对患者的宣教不够，没有让患者知晓相关要求的重要性，与患方沟通不足，使患者及家属不能正确认识早期运动对术后康复的益处和必要性；另外，在临床工作中缺少促进早动的具体措施；同时对于帮助、督促和提醒患者进行早期活动的执行不力等因素均会影响患者的早期运动的开展。

（八）患者家属影响

患者家属认知的影响，表现在认为术后早期活动容易导致伤口疼痛的加剧，伤口裂开，伤口因痛而容易发生感染；同时另一个原因更是因为关爱亲人、迁就患者的意愿，不愿意看到患者的疼痛加剧，所以会主动限制患者的运动。

五、促进术后机体运动的措施

术后患者的加速康复有赖于机体各组织、细胞、器官和系统功能的稳定、正常和协调运行。因此，术后采取促进和维护各组织及系统功能的正常运动和快速恢复的措施则对术后患者能否顺利、加快康复出院至关重要，以下就相关措施进行阐述。

（一）术前措施

术前措施，是指通过对术前评估出现的相关问题所采取的治疗手段，其中包括对各器官功能进行有效的维护，对机体机能进行的相应支持等来促进患者术后平稳、快速康复所采取的一系列措施。这对改善术前临床症状，促进术后创伤愈合，加速机体功能的早期恢复和防止术后产生重大并发症，有效改善患者术后的预后和生活质量是非常重要的措施。

1. 呼吸道管理

术前戒烟、戒酒，降低气道敏感性，提高纤毛的活性，有利于减少术后呼吸道并发症，同时进行呼吸训练，包括腹式呼吸训练、缩唇呼吸、有效和主动咳嗽训练等措施来改善患者的呼吸系统功能，将有效帮助患者术后的通畅呼吸和有力咳嗽、排痰，降低肺部感染发生的风险，从而缩短术后康复时间。

2. 排尿训练

术前训练患者克服心理障碍平卧在床上进行排尿可有效地减少术后尿潴留的可能性。因此在术前对患者进行正确的引导，可有效减少和减轻患者心理负担，减少相关泌尿系统并发症的发生，使患者能够提前活动。因为如果发生尿潴留会严重影响患者休息和心理状况，此时进行导尿容易发生泌尿系统的感染，长期尿潴留也会使膀胱功能失调，对于术后的恢复和运动是极不利。

3. 体力训练

体力训练能够增加患者的身体素质，改善患者的精神面貌，增强自信心理，从而提高对手术和疾病打击的耐受性。但要注意体力训练不可过度，在患者自身能够承受的范围内多以行走训练为主，也可到楼层的消防楼梯通道进行适当爬楼运动。

4. 免疫状态评估

若判定免疫状态不佳，术前给予提升免疫力治疗，防止术后感染的发生。若患者免疫力过强，在进行器官移植手术时，易发生排斥反应，在术前可根据具体情况使用免疫抑制剂。

5. 营养评估

改善患者营养状况，合理补充营养，保证能量的摄入，尽可能使用肠内营养，维持肠道功能，有利于为术后早期活动创造良好的前提，缩短康复时间。

6. 纠正患者的病理状态

术前对伴发症、并发症要尽可能进行纠正，使各器官的功能处于较好的状态，从而提高对手术打击的耐受性，促进术后康复。如有高血压患者尽量使血压降到可施行手术的水平，严重高血压的患者（收缩压＞200 mmHg[①]，舒张压＞115 mmHg）术前血压降至180/110 mmHg以内，可有效避免手术过程中出现剧烈血压波动，否则将会使术后康复时间延长而阻碍机体运动；对于一般高血压病患者则尽量控制在正常血压范围较好。另外还要积极处理伴随疾病及各种并发症，如高血压、冠心病、肝功能不全等。

7. 健康宣教

医务人员在术前应向患者及患者家属做好健康宣教，解释早期运动的必要性及功能锻炼对加速术后康复的必要性，解除患者及患者家属的思想顾虑，得到患者及患者家属的全力支持与配合，增强患者信心，保证患者术后下床活动的依从性，遵从医嘱早期活动。

（二）术中的措施

1. 尽量维持合适的麻醉深度

术中应保持良好的镇静、镇痛、肌松效果，为手术进行创造良好的前提，严格避免患者术中麻醉深度不够出现浅意识状态，手术过程中动作尽量轻柔，保护重要器官和大血管，充分补液，减少出血，维持循环的稳定，否则术后患者有可能回忆起手术过程，心理负担加重，疼痛控制不佳，出血过多，这些情况的发生都与术中麻醉及手术操作息息相关，必定会减弱患者术后的活动。

2. 术中维持合适体温

手术室温度应维持于22～24℃，相对湿度50%～60%，防止体温过高或者过低。输入冷的液体时可适当加温。当体温过高时，可采用物理降温的方法。体温过高，会加重氧耗，增加心脏负担，特别是对原本就有心脏疾患的患者来说是大不利，极其容易诱发心肌梗死和心律失常，也有可能因散热而过度呼气而造成呼吸性碱中毒，也会发生水电解质紊乱，甚至出现谵妄昏迷。低体温可使代谢减弱，在一定程度上对组织器官有一定保护作用，但是体温过低可使某些药物效力时间延长，机体的复苏时间也会延长，甚至患者术中出现寒战的机会也会增加。所以术中维持合适的体温对于患者的术后恢复具有极其重要的意义，有效加速术后恢复，促进机体活动。

3. 维持呼吸道的通畅

术中应进行有效通气，保证足够的氧供，实施肺保护性通气，避免缺氧和二氧

---

① 1 mmHg=0.133 kPa。

化碳蓄积。在机械通气时，要根据患者的个人情况，制订通气计划，潮气量一般是6~8 ml/kg，呼吸频率一般16~20次/分，吸呼比一般是1：（1.5~2.0），呼气末二氧化碳分压一般维持在35~45 mmHg，血氧饱和度一般需大于95%，并视情况设置呼气末正压（PEEP）或加用吸气末停顿（EIP）通气等。

4. 维持循环的稳定

术中应保证输血和输液量要适当，根据具体情况选择恰当的血管活性药物，保持正常的血液容量，尽可能地减少血压的波动，充分保障重要器官的血液灌注量，避免术中出现器官缺血和功能失调从而使术后出现严重并发症。

5. 术中严密监测

术中应加强呼吸、循环、麻醉深度、体温等指标的监测，通过血氧分压、血氧饱和度、二氧化碳分压、肺泡—动脉血氧分压差、流速—容积环等综合反映呼吸情况，通过动脉血压、中心静脉压、心电图、经食管超声心动图、颅内压等监测循环情况。根据实际情况对患者进行实时的用药与管理，维持整个机体的稳定，这对于术后早期活动来讲必不可缺。

（三）术后的措施

术后促进患者早期运动的前提是在充分的镇痛的基础上进行的。以下是一些具体措施的实施。

1. 肢体运动

术后"4S"（Step1—4）训练对术后早期康复非常必要，这些运动包括卧位、坐位、站立、行走时躯体的翻身，上肢、下肢的活动，胸廓运动，咳嗽，吞咽等。

（1）床上活动。术后第一天和第二天，患者的运动适宜在床上进行。先卧床四肢训练，首先手掌运动，练习屈伸，握拳—放松—握拳，再者在床上练习上下肢运动，抬、放、屈、伸、蹬运动，练习自主翻身，抬臀运动，再慢慢练习坐的动作。在卧床期间定期使用双下肢空气泵减少下肢深静脉血栓的形成的可能性，鼓励患者进行深呼吸、有效咳嗽、协助进行拍背翻身，促使呼吸功能尽快恢复。医务人员要注意把握拔除胃管、尿管、引流管的时机，减少患者活动时管道的限制。在整个活动过程中要注意引流管是否受压或者过度牵拉。

（2）床旁活动。根据患者的具体情况和医务人员的指导，在陪护的协助下慢慢从床上活动过渡到床旁活动，首先是从卧位慢慢起身移向床边由卧位坐到床缘使双下肢下垂着地成为坐姿，可坐位下坚持几分钟，然后搀扶着患者试着站立，然后再坐下，再躺下休息，具体时间视患者体力和精神而定，第一天可做1~2次，之后逐渐增加坐和站的次数和增加活动幅度，注意需在患者能够耐受范围之内进行，注意衣物的保暖尽量不要使患者受凉，密切关注患者是否出现头晕、心悸、呼吸困难等表现。

（3）离床活动。根据术后患者的恢复情况以及床旁活动无困难后可慢慢过渡到离床活动，可在家属的搀扶和帮助下先沿着床栏逐渐练习，然后在室内走动，从需要人搀扶到可以自己行走，从活动行走几分钟劳累到行走稍多一点时间无碍，此时需严密观察患者情况，若出现不适，尽快搀扶患者回病房休息，必要时可请医生查看患者情况。

2. 排尿康复训练

早日恢复自主排尿功能对促进患者早期下床活动是有益的。促进患者早日恢复排尿功能的通常做法是：对无排尿困难者，术后能即时拔尿管的要尽可能早的拔除，不要留置时间过长；对年龄大的患者和留置尿管时间偏长的患者，在拔尿管之前先要进行膀胱排尿训练，当有感知排尿意识后再拔尿管；对拔尿管后暂时产生排尿不畅或排不出尿液的，可采用手法叩击的方法，也可通过叩击耻骨上膀胱区域、大腿内侧、肛门等从而诱发排尿，临床上还常常采用听流水声，使用热毛巾热敷膀胱区等辅助措施来诱导排尿。另处，在拔除尿管后还是不能自行排尿者，必须重新安置尿管。

3. 肠道康复训练

由于术前禁食、禁饮或采用肠外营养和存在有水电解质紊乱等情况，术后患者的肠道功能可能发生紊乱，对这部分患者术后在排除不能进食的禁忌后，应从少量饮水和流质饮食开始试餐，餐后半小时进行按摩腹部，有利于肠道功能的恢复；适量的站立和行走可增强肠道运动；腹肌的适量训练、吸气训练也可改善便秘的症状；在饮食上要合理安排，食用易消化吸收的食物，对排便有困难者必要时采用缓泻剂、解痉剂、润滑剂等。

4. 呼吸训练

术后呼吸训练同样有助于改善呼吸，提高肺功能，促进患者的通气功能，减少呼吸道分泌物积存，降低支气管堵塞、肺萎陷以及肺膨胀不全等并发症发生率。术后的呼吸道维护也同样重要。在指导患者术后的呼吸功能训练方面，要关注呼吸时的呼吸速度、呼吸深度，要帮助患者进行腹式呼吸，同时指导患者如何避免因呼吸不当造成牵拉伤口而引起的疼痛。

5. 排痰训练

术后患者因疼痛不愿用力咳嗽，咳嗽反射减弱，纤毛功能下降，无法及时清除气道内的分泌物，可通过叩击胸部振动排痰、雾化吸入排痰等措施来促进有效的咳嗽和痰液的排出，运动幅度不宜过大，否则易牵拉伤口，使伤口裂开。在以上传统的排痰指导外，还可以借助机械排痰等措施进行。

6. 心理疏导

在整个疾病的过程中，患者的心理在发生着无形的改变，恐慌、焦虑、压力、害

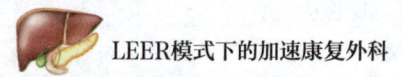

怕等情绪在影响着疾病的转归，此种心理不利于开展术后早期运动，需要医务人员及其家属对患者进行心理疏导，促进身心的康复，改善心境从而配合术后的早期运动。

第四节　早食

一、早食的概念和定义

食物是人体活动的能量来源，是胃、肠道屏障功能的最好卫士；进食则是维持一切生命基本功能和属性的最原始的需求和行为。这里的"早食"有其特殊的含义，它不仅仅是指患者在受到各种严重应激和手术打击后消化功能受到抑制不能正常运作并被禁止进食的情况下，通过相关措施的处置能够促使患者消化功能在快速恢复时能够尽早、尽快进食，而且早食还包含了通过合理提供要素营养和治疗途径的正确选择来保障围手术期纠正其患者术前、术后存在的营养失衡和营养不良的状况，从而保障患者术后顺利康复。

因此，早期、即时、合理、全面、正确的进食和营养干预及治疗，关系到患者术后快速康复。

二、早食的临床意义

（一）进食与肠屏障功能

食物及进食是维持人体消化道机械屏障、生物屏障、化学屏障和免疫屏障功能完整的最好措施，是保护机体免受致病菌侵袭的最佳方法。因为正常功能的胃、肠道的黏膜屏障将阻止一直黏附在肠道黏膜表面的常驻菌通过黏膜到组织而产生细菌移位带来腹腔内感染或败血症，所以胃、肠道是外科手术后应激反应最重要的器官。术后恢复顺利与否和肠道功能是否正常密切相关，而是否能够保证产生应激和创伤后肠道功能的完整，与能否早期进食密切相关，有研究证实90分钟内胃即可彻底排空。因此，在麻醉前2小时给予接受手术者清流食是安全的；另外也有大量的研究证实术后早期经口进食有益于肠道正常功能的维护。以下简述各屏障功能与进食的关系。

1. 机械屏障

机械屏障的组成是由肠道的肠黏膜上皮细胞、细胞间连接和由存在于细胞上的肠道细菌特异性受体使定植于肠内的常驻菌有序地嵌入上皮细胞间构成有层次的菌膜结构三者构成。正常进食和应激后早期进食，对保证肠黏膜的完整性是极为重要，也是防止细菌移位的最佳措施。

2. 生物屏障

肠道内存在的细菌群与人体之间构成一个既斗争又依赖的局部生态平衡系统，这就构成了肠道的生物屏障。由于组成这个生物屏障的肠道菌群的定植性、繁殖性和排他性作用使外来细菌无法在肠道内寄生并被迫向外移动。肠道中的大多数厌氧菌不仅能大量繁殖，而且还要产生一些黏多糖苷酶和蛋白酶等物质来巩固其屏障的完整性。因此，这些构成生物屏障的细菌限制其他想定植于肠道的潜在性致病菌的阻力对保持肠道的微生态平衡起着重要作用。

3. 化学屏障

化学屏障是由肠道黏膜上皮细胞分泌的黏液、肠道内的消化液和由肠道内存在的常驻菌产生的抑菌物质一起组成以抵挡外来菌入侵的一层物质屏障。化学屏障中的胃酸不仅能够杀死进入的细菌，还能阻止外来菌吸附和定植在胃、肠道的上皮上。有实验证明，肠道在没有进食的情况下，胃酸、胆汁、溶菌酶、黏多糖和蛋白分解酶等物质的分泌减少，能使胃、肠道的化学屏障功能受损、杀菌能力减弱，从而有利于外来菌的繁殖。

4. 免疫屏障

肠是人体最大的免疫器官之一，肠黏膜的免疫屏障是由肠黏膜的细胞免疫和体液免疫两套系统，即肠黏膜淋巴组织和肠道内浆细胞分泌的分泌型抗体共同构成。正常情况下两套系统中的T细胞、B细胞和产生S-IgA的浆细胞协同拒阻、杀灭、移除、排泄有害的细菌及毒素，从而担负起保护肠道的作用。

有实验研究表明，在剧烈的应激反应情况下可损伤肠黏膜下的相关淋巴组织的功能，但这种影响可为进食肠内营养所减弱；同时实验也表明，经静脉营养治疗对照组鼠的胆汁中S-IgA减少了80%，肠黏膜下层产生S-IgA的浆细胞也减少，产生IgG和IgM的浆细胞却不减少，实验的结果间接说明了经口和静脉两种方式都给予营养物质时，后者使集合淋巴组织中B淋巴细胞分化受阻，产S-IgA浆细胞成熟障碍，导致肠黏膜浆细胞产S-IgA量减少，黏膜免疫功能减弱。所以这个动物实验的结果充分说明了进食对维护肠免疫屏障功能的重要性。

（二）感染与肠屏障功能

在各种可引起机体出现应激反应的情况下，人体的免疫功能是被抑制的，既然肠道是人体最大的免疫器官，那么在这种状态下，肠道的屏障功能也是被抑制的，如果此时正逢不恰当的禁食和不适当的肠外营养则可增加这种有害作用，这种情况必将会引起条件致病菌的活跃而引发肠源性感染的出现，从而导致细菌、毒素入血引发内毒素血症，并在相应条件下发展成脓毒血症。另外还有研究证实创伤后应用标准TPN则可能延长多器官功能衰竭的过程。所以，机体的内源性感染与肠屏障功能密切相关。

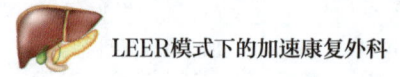

三、早食中营养支持的重要性

营养支持不仅成为患者重大手术后，也是重大手术前纠正或改善已存在营养不良的最重要综合措施之一，其作用在现代临床治疗学中具有非常重要的临床意义，其合理的营养支持可以减少术后并发症的发生率，加速术后患者康复，缩短住院时间。

机体的营养状态变化，反应在当人体遭受各种应激时体内表现为高分解代谢反应，这种高代谢不但可引起热量的消耗增加，也会引发交感神经系统的兴奋，从而引发体内糖代谢、脂肪代谢和蛋白质代谢的高速分解而发生外科或应激高血糖，高酯血症和负氮平衡，临床上表现为体重减轻等。因此，当机体出现严重应激时，针对这种高分解代谢，必须加强综合治疗，特别是对代谢所需要的营养底物必须合理补充和供给才能尽量减少相关并发症的产生。

四、早食中经口营养支持的重要性

1. 营养成分对肠屏障功能的影响

肠黏膜细胞的增殖虽然迅速，但必须要靠肠道内食物去刺激才能维持其正常生长。因此进食中的食物是保障肠黏膜正常生长的重要物质。进食的食物和进食的肠内营养素（enteral nutrition，EN）是通过刺激肠黏膜细胞和调节肠黏膜细胞的更新来保障黏膜屏障功能的完整性。若进食或经肠内营养不可能实现或补充不够时，如临床上给予重症患者长期禁食并给予长时间完全肠外营养（total parental nutrition，TPN）时，将会出现肠道黏膜绒毛的萎缩、肠壁变薄、肠屏障功能不完整。所以，进食特别是手术后患者的早期进食是非常重要的，临床上必须给予高度重视。

2. 应激反应与营养支持

应激或创伤后的高分解代谢是其主要特征。由于这种高分解代谢会对营养底物的需求非常大，如果不能给机体提供足够的需求，必然会动员体内的蛋白质，造成内源性蛋白的极大消耗而损伤机体的重要脏器，甚至造成不可逆的多器官功能衰竭，也会降低机体的免疫功能。因此，在出现应激的早期就应给予足够的营养底物来补充应激所带来的负氮平衡所造成的蛋白质损失。

3. 早期经口营养支持的重要性

Saito的动物实验的研究发现，对创伤后的实验鼠早期从胃造瘘管给予肠内要素饮食和仅从中心静脉给肠外营养输注2周的两组进行观察比较，发现后一组动物比前一组动物在身体重量上明显减轻，小肠中不管是空肠还是回肠其黏膜重量也明显减轻，实验还发现动物血中的可的松水平和高血糖水平明显升高，并与肠道黏膜的重量是负相关的。

Mochizuki的动物实验则是将烧伤鼠的进食随机分为对即刻进食和72小时后进食两

组进行观察比较，其观察结果，发现72小时才进食组的体重轻了10%，肠黏膜的重量也轻了二分之一，受伤后即刻进食的对照组动物，其体重仅轻了5%，肠道黏膜的重量也只轻了5%，高代谢反应减少了80%。

还有多项研究都证实，经口且即时进食或给予要素饮食的动物与禁食和延后进食或经肠外补充营养素的动物比较，无论在动物的体重、肠的血供、肠上皮细胞的有丝分裂指数，以及肠的长度、肠的重量和肠壁各层的厚度上所受的影响都明显小于后者。

所以，对于手术特别是重大手术后的患者，当无经口进食禁忌时，让患者尽早进食和给予早期肠内要素饮食是维护肠道屏障功能、降低术后并发症发生的最佳方法。

五、营养的评估及其治疗

（一）营养状态的评估

1. 营养状态评估的重要性

营养状况的评估和对产生营养风险以及营养不良者的治疗，是关系到患者术后恢复顺利与否的重要措施。而对存在营养风险以及营养不良的术前患者，如果不给予纠正则会产生不良临床结局，如术后切口生长不佳，全身免疫力的下降则可使机体增加感染的发生率，增加患者的住院时间。对术前患者进行合理的营养干预和治疗，可在一定程度上改善患者的不良临床结局，而实施营养干预和治疗的重要前提是对入院患者的营养状况进行筛查与评估，早期识别营养风险，才能更科学地指导营养治疗的合理实施。因此，对所有入院患者均应当在入院24小时内由营养小组护士常规进行营养筛查，目的是通过筛查、评估发现存在营养风险的患者，以便及时干预，以期在术前纠正相关风险。

2. 营养评估的方法

临床通常使用2002年欧洲肠外肠内营养学会（ESPEN）推荐使用的筛查工具《营养风险筛查评分简表》（NRS-2002）来进行评估，这种评估表简单、快捷、易行，具有较高的灵敏度，结果可以量化且可以审核。经我国多年的应用研究，其研究结果表明在外科患者的营养风险筛查中具有显著诊断价值，是目前我国推荐使用的营养风险筛查工具。因此，我们在开展加速康复外科工作的过程中同样采用该表来完成初步的营养风险筛查。实际工作中，对评分≥3分者，在患者入院48小时内由营养师完成营养评估，评估患者存在营养不良并判断其严重程度后，由营养师主导，会同外科医师和科室MTNG中的临床营养小组护士共同参与制定营养干预与治疗方案。

（二）营养不良的干预与治疗

根据欧洲和我国的肠外肠内营养学会及其分会发布的指南，均证实围手术期给予的营养治疗能减少患者术后并发症的发生而促进术后恢复。针对手术前患者存在有营养风险、自主进食达不到目标需要量，致使机体处于负氮平衡的情况，术前营养干预、营养治疗的首选是肠内营养而不先考虑肠外营养，其目的就在于不仅为机体提供一定的能量和营养底物纠正负氮平衡，更是要维持肠道屏障功能的完整和保持肠道菌群平衡，以减少肠源性感染，维持营养物质的充分吸收等，并将此作为开展快速康复外科最重要的一环。术前利用《营养风险筛查评分简表》（NRS-2002）进行筛查评分，对风险≥3分或营养不良者，根据患者具体情况选择合适患者自身情况的肠内营养制剂进行干预和治疗，至少应该连续支持7天以上，其每天补充量则根据营养不良的程度按公斤体重计算总量，补充总量的50%~70%，其余通过普通饮食补充。术后当患者可以进饮、进食时，开始给要素饮食继续营养支持，从第一天以患者能耐受的食入量为标准开始，按照第一天的需要量100 kcal/d，第二天200 kcal/d，第三天至出院400 kcal/d的量供给；对不能进食者，则通过肠外营养补充、纠正和干预治疗，直到患者可以经口进食时，则逐渐减少肠外营养，增加肠内营养治疗来继续补充能量和代谢底物。

第五节　安心

精神和情感是关乎患者能否顺利康复最重要的因素之一。对精神和情感的干预是针对因创伤、焦虑、恐惧等各种应激给患者带来精神方面的影响而采取的措施来缓解心理压力。不良的心理压力对治疗过程和对疾病的转归是会带来非常大的影响，甚至带来最坏的结果。如何对围手术期的患者给予心理减负，从而保障和促进术后患者加速康复是当今临床医学面临的重要工作，这也是LEER模式中要着重施行的措施之一。

一、安心的概念和定义

"安心"是指在整个围手术期中采取各种医学手段来加强对患者的心理干预、心理治疗和心理慰藉，使患者在放松心情、无心理压力的情况下安心接受治疗所呈现的一种心理状态。对于患者的情绪、情感的安抚、干预及治疗能够有效降低患者术后的疼痛，改善心情，促进术后机体的早期运动和术后的尽早进食来加速术后患者的顺利康复。现代临床医学中，许多疾病与精神因素密切相关，越来越多患者的治疗需要心理干预和心理治疗，否则将带来不佳的结局。因此，在围手术期中针对患者情感精神因素的干预和治疗，是改善患者心理体验使之配合医疗工作来达到促进身心快速康复的目标，是开展加速康复外科工作中必不可少的内容之一。

二、情绪、情感的种类

情绪与情感一词常通用，但又有区别，比如情绪出现较早，暂时出现，可外显表露出来；而情感一般较为稳定性，不易改变，有时隐藏在内心深处，不易外露。情绪与情感有四种，包括快乐、愤怒、悲哀和恐惧。快乐是一种积极的情绪，按程度的不同，可细分为满意、欣慰、愉快、欢乐、狂喜。愤怒是一种不良消极的情绪，容易造成患者心理生理的失衡，从而诱发各种疾病，可以表现为不满、生气、愤怒、暴怒、狂怒等。适当的愤怒是一种本能防御行为，但是过分愤怒将造成严重后果，因此需要特别注意。悲哀可以表现为遗憾、失望、难过、悲伤、哀痛等，这种情绪既有正面作用也有负面作用，由悲哀引起的机体的释放形式就是哭泣，通过哭泣，人们可以很好地释放内心的情绪，别人可以伸出援助之手，化为前进的动力。但是一味沉浸在悲哀之中，整个人终日郁郁寡欢，人容易产生疾病，不利于身心健康。恐惧是一种本能的防御性行为，对个体的发展起着重要作用，但是过度持续长期的恐惧，可能会影响个体的心理健康。

三、情绪、情感对患者的影响

1. 情绪、情感引起机体的生理反应

（1）内分泌系统改变。当患者遭受手术、创伤、疾病等重大打击时，体内的激素分泌也会随之发生改变，儿茶酚胺、生长激素、催乳素、升压素、内啡肽、糖皮质激素、促肾上腺皮质激素等也会增加，使机体处于应激状态。

（2）自主神经系统改变。情绪、情感的改变伴随着机体交感与副交感神经的改变。当交感神经兴奋，患者会出现一系列交感神经兴奋的表现，比如心率加快、出汗、血压升高等。当患者遭遇到重大事故时，悲伤的情绪油然而生，可表现为流泪等副交感神经兴奋等。

2. 情绪、情感对患者健康的影响

情绪、情感与身体健康之间是存在着某些必然的联系，积极的情绪能够降低疾病的发生率，保护内脏器官，促进疾病的康复，而不良的情绪往往促使疾病的发生，导致发生各种并发症，甚至促使癌症的发生。同样，情绪、情感还可以影响机体的免疫力。积极的情绪可以提高人体的免疫力，使体内的免疫细胞、免疫器官和免疫系统处于最佳工作状态，对于外来的细菌病毒进行有效防御，维护机体的稳态。而消极抑郁的情绪则会降低免疫系统的工作效率，在面对疾病的侵袭时显得力不从心，容易受到攻击。

（1）情绪、情感与肿瘤的发生发展有着某种必然的联系。当患者得知自己身患肿瘤时，心理压力无形之中在时时刻刻折磨着患者，对死亡的恐惧、对家人的愧疚、对未来的迷茫、对疾病的未知等心理压力衍生出来的不佳情绪使机体的免疫功能受到严重抑制，导致肿瘤细胞加速扩散、降低抗癌药物的疗效、杀灭癌细胞有效率降低、治疗效果不理想，进而促使肿瘤的继续发展。因此心理治疗在整个肿瘤治疗中占有重要地位。

（2）情绪、情感的改变与其他所有疾病的发生发展同样都有着密切关系。良好、愉快的情绪，可以使机体免疫功能活跃，减少患病机会，有益于身心健康和术后康复，有效改善预后。不良的情绪可以不断促使疾病发生，而疾病的不断发展又促使更多不良情绪的衍生，互为因果。所以情绪、情感的改变在疾病的发生发展中扮演着重要的角色。

（3）情绪、情感对人的生活、工作、学习都有很大的影响，具有双重作用。积极的情绪是一种巨大动力，既可以提高人的活动效率，增强记忆能力，活跃思维，有利于智力发展，又能增强人们信心，帮助人们克服艰险。相反消极悲观的情绪能够使人处于巨大的心理压力下，丧失战胜疾病的信心，使人对生活失去期待等。

四、情绪、情感的评判

情绪、情感与患者的疾病息息相关，对情绪、情感进行正确的评估，及时对患者进行心理疏导，使患者处于积极情绪中，有益于患者身体健康，但是对情绪、情感的评估不能用来准确判断抑郁的性质，不能查出抑郁症的病因。因此，评估结果得出患者情绪、情感有问题时，医务人员应对此类患者引起重视，及时进行心理疏导。情绪、情感的评估目前多采用量表问卷的形式进行，患者的主观性较大，医务人员需根据患者的实际情况进行判断，切不可完全依赖一种评估方法。下面简单介绍现在通常采用的两种量表。

1. 正性负性情绪量表

正性负性情绪量表（The Positive and Negative Affect Scale，PANAS）是由20个描述不同情绪、情感的词汇所构成，根据患者近期情况进行填写。量表内容如下（表4-2）：

表4-2　正性负性绪量表

	几乎没有（1分）	比较少（2分）	中等程度（3分）	比较多（4分）	极其多（5分）
1. 感兴趣的					
2. 心烦的					
3. 精神活力高的					
4. 心神不宁的					
5. 劲头足的					

续表

	几乎没有（1分）	比较少（2分）	中等程度（3分）	比较多（4分）	极其多（5分）
6. 内疚的					
7. 恐惧的					
8. 敌意的					
9. 热情的					
10. 自豪的					
11. 易怒的					
12. 警觉性高的					
13. 害羞的					
14. 备受鼓舞的					
15. 紧张的					
16. 意志坚定的					
17. 注意力集中的					
18. 坐立不安的					
19. 有活力的					
20. 害怕的					

注：1. 条目的1、3、5、9、10、12、14、16、17、19是评定正性情绪的，将其总选项分值相加得到正性情绪得分。2. 条目的2、4、6、7、8、11、13、15、18、20是评定负性情绪的，将其总选项分值相加得到负性情绪得分。

评价方法是将正性与负性情绪得分相对比，当正性情绪得分高表示个体精力旺盛，能够全神贯注，积极向上，健康快乐，分数低则表示淡漠；若负性情绪得分高表示个体感觉困惑，精力分散，处于痛苦、悲伤、压抑状态，分数低则表示镇定。

2. 情绪自我评定量表

该量表通过分别对愤怒、快乐、恐惧、信心/信任、妒忌、内疚、焦虑、抑郁8种常见情绪进行自我测评，患者根据自己近两周以来内心的实际感受，以第一直觉进行答题。分值分配是经常5分，有时3分，很少1分，从不0分，若是某一情绪总分超过15分，表明应当注意这一方面的情绪；低于5分，表明这一方面情绪很好。量表内容如下（表4-3）：

表4-3 情绪自我评定量表

愤怒	经常5分	有时3分	很少1分	从不0分
1. 我对别人隐藏压抑自己的愤怒				
2. 我和某人生气后感到特别后悔				
3. 别人一激，就忍不住发怒				
4. 我觉得自己对别人发火有害无益				
5. 我遇到过只能用愤怒来做反映的情况				
快乐	经常5分	有时3分	很少1分	从不0分
1. 我的学习很枯燥，毫无乐趣可言				
2. 我感到厌倦				
3. 我确实很难专心于学习				
4. 我的学习呈现给我的没有什么新鲜东西				
5. 当我对某事感到兴奋时，就难以保持足够的冷静				
恐惧	经常5分	有时3分	很少1分	从不0分
1. 避开某些场景，如飞机和人群，我会感到更舒适				
2. 对于我所害怕的事，我宁愿不理睬				
3. 当我一想到危险时，便难以正常思考				
4. 我觉得要不惜代价以避免失败				
5. 对我来说，停止对某事或某人的担忧是很困难的				
信心信任	经常5分	有时3分	很少1分	从不0分
1. 我对自己能否学好学习没有把握				
2. 当别人完成任务的方式与我不同时，我会怀疑自己				
3. 我觉得大多数人唯一一感兴趣的是他们自己				
4. 我不愿让别人参与我们做决定或订计划				
5. 我试图向别人隐瞒自己的感情				
内疚	经常5分	有时3分	很少1分	从不0分
1. 我为当替罪羊代人受过而感到委屈				
2. 我为自己的疏忽感到不安，觉得必须弥补这些过失				
3. 我觉得自己错了，但并不知道究竟错在哪里				
4. 我不清楚我的道德标准是什么				
5. 我过分夸大自己犯的小错误				
妒忌	经常5分	有时3分	很少1分	从不0分
1. 他人的成功似乎是对我的威胁				

续表

2. 当我完成某件事，我一定要让人们知道				
3. 看到别人获取荣誉，我就感到心烦				
4. 我对别人的错误不能容忍				
5. 我发现竞争比合作更能激励我的下属				
抑郁	经常5分	有时3分	很少1分	从不0分
1. 我入睡困难，而且容易被吵醒				
2. 我不能把注意力集中到我的学习上				
3. 我感到自己不能主宰自己的命运				
4. 我觉得自己许多成就不该得到的				
5. 我用不停地活动来使自己摆脱烦恼				
焦虑	经常5分	有时3分	很少1分	从不0分
1. 我被即将发生的麻烦所侵扰，而这些麻烦到底是什么，我并不清楚				
2. 我对自己的长远目标心中没数				
3. 我的压力似乎同时来自四面八方				
4. 去完成一项我并不熟悉的事，我便感到心神不安				

　　通过实施以上集成的四个阶段目标，患者虽然经历了麻醉、手术和手术后带来的创伤和心理损害，但由于以疼痛治疗为核心、为抓手的策略将极大地减少和减轻由此带来的各种应激反应所致机体、相应系统和器官的损害，从而有利于患者术后机体功能早期恢复，有利于改善患者的情绪，实现加速康复这个总目标。

雷泽华

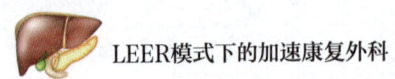

第五章

LEER模式的工作流程

　　LEER模式下的加速康复外科，即LEER-ERAS的工作流程，改变了既往以过程为导向的ERAS工作流程，将患者康复阶段目标的四个核心内容——"少痛""早动""早食""安心"集成为一个以目标为导向的工作思维、处置流程和工作方法，在临床实施中根植于每一个参与项目的医、护、患三方人员脑中，通过这种模式达到患者术后快速康复的最终目标。在临床实践过程中，医疗、护理人员只需牢记这四个阶段目标的内容，在术前、术中、术后三个过程中，医生从要达到的目标（结果）反向思维推出为了让患者达到这四个阶段目标，应该采取什么措施，进而护士按照医嘱去完成相应的工作。为了高效、精准、顺利实施这一流程，LEER-ERAS工作流程中还建立了针对这四个阶段目标而建立的MTNG，以及包含了医嘱下达模块、护理执行模块、工作记录模块、数据整合模块的专用LEER-ERAS信息系统。这样既可以避免在ERAS措施实施过程中因责任管床护士交接班等问题造成的工作流程连续性中断，又利用信息化优势，通过标准化的医嘱下达与流程化的护理实施，显著提高ERAS措施的执行率、准确率和同质化。此外，就患方层面而言，患者及其家属在理解这四个简单易懂关键词的基础上，也能更融洽积极地配合或参与到围手术期康复的过程中，提高依从性，提升满意度。

第一节　入院流程及健康宣教

　　患者入院后由主管医疗组进行初步筛查，征得患方知情同意后向科室LEER-ERAS管理小组提出入组申请，科室小组讨论同意后由患者主治医师在住院医生工作站开具入组后标准医嘱，在信息化终端建立个人ERAS入组档案，此后护理多目标管理小组立即介入，遵照医嘱执行，将病历牌更换为入组患者指定颜色（粉红色）病历牌，更换蓝底白字特殊床头牌标识，自此开启LEER-ERAS工作流程。入组后当日主要是进行全面的相关宣教工作，由多目标管理护理小组对患者常规进行个体化术前LEER-ERAS理念宣教和围手术期相关工作介绍和专业指导，向患者发放健康教育手册，引导患者阅读科室自制宣教资料，在科室病房内和科室公共环境处的多媒体显示屏上观看科室自制ERAS宣教视频及围手术期外科康复操视频。

第二节　术前工作流程

术前分别由针对阶段目标"少痛""早动""早食""安心"建立的MTNG精准实施工作，它们由疼痛管理、运动康复管理、营养管理、心理疏导四个工作小组组成，分别对应"少痛""早动""早食""安心"，对患者进行"一对一"的个体化方案实施。其工作开展的具体流程如下。

一、"少痛"目标的工作流程

（一）疼痛管理工作小组

针对疼痛管理，利用疼痛宣教展板、视频、手册、评分标尺等工具对患者及家属进行视频演示，让其反复观看，结合讲解和具体量表使用辅导，即通过管理人员对患者及其家属通过视、听、教三种形式的学习让患者及家属知晓ERAS理念、理解"少痛"内涵、掌握VAS评分量表对疼痛程度的基础分级判定，最终让患方懂得如何对疼痛发生的程度进行自行评分为目标。

（二）术前预防镇痛处理

对重大手术患者，为减轻术后切口疼痛的程度，术前麻醉医师提前介入与患者沟通，并给予患者睡前口服NSAIDs作预防镇痛处置。

（三）合理制订手术治疗计划以控制损伤

手术操作以微手段为主，但在制订计划时应根据患者的具体情况来考虑采取何种手术方式才能使患者从治疗中获益最大的形式进行，而不是一味地追求形式上的微创。因此，术前应全面评估手术的难、易程度，手术操作的时间，何种手术方式便于操作，能尽可能缩短手术时间，减少术中麻醉时间，减少麻醉药品的使用种类和用药量等来制订控制性手术计划，对于肿瘤患者术前的影像学资料要尽可能全，特别是有条件的医院一定要做三维重建，这将有助于制订术前治疗方案，术中结合术前影像做到精准手术，减少损伤范围，避免误损伤重要结构，从而减少操作时间，达到控制损伤的程度从而减少术后发生的严重疼痛，促进组织愈合最终加速患者术后康复。

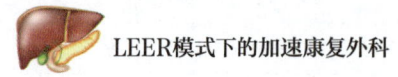

二、"早动"目标的工作流程

术后促进"早动"的措施，其意义就在于使经受了创伤和处于应激状态的组织、细胞和器官功能能尽可能早的恢复代谢活动和功能运动，这将有助于术后患者的加速康复。其流程如下。

（一）主管医疗组常规要求戒烟戒酒

针对术前存在有相关问题的采用药物治疗改善呼吸功能、肝功能、肾功能、凝血功能，对存在有梗阻性黄疸患者若总胆红素＞250μmol/L（15 mg/dL）时则最好行经内镜逆行性胰胆管造影（ERCP）或经皮肝穿刺胆道引流（PTCD）减黄治疗。

（二）运动康复护理小组针对肺的保护及气道管理

对高龄患者和存在呼吸系统基础疾病的患者，术前应加大对肺的保护和对气管的管理，其措施如下：

（1）主动咳嗽训练、加强深呼吸运动及采用呼吸器协助呼吸训练。

（2）静脉输注大剂量沐舒坦，增加气道纤毛的运动、痰液的稀释，以及增加机体对抗菌药物的敏感性。

（3）雾化吸入有利于痰液的稀释排出。

（三）运动康复护理小组科普

围手术期运动康复相关知识；指导卧床或坐床时如何正确地咳嗽咳痰；指导患者如何在术前术后进行"卧""坐""立""行"，简称"4S"训练。

（四）评估心肺功能

运动康复小组和麻醉医师提前与患者见面，评估心肺功能。

三、"早食"目标的工作流程

（一）营养管理小组对患者进行营养金字塔宣教

采用NRS2002对患者进行营养风险筛查，评分＜3分的患者常规建议低脂、低盐、优质蛋白饮食。

（二）评分≥3分患者视为存在营养风险

对于评分≥3分者医疗组提出营养科会诊。首选肠内营养支持，根据患者是否存在肝硬化、糖尿病或高血压等情况，制订个体化营养治疗方案。

（三）对于非糖尿病患者，推荐使用整合蛋白型肠内营养粉剂（TP）

对于糖尿病患者，推荐肠内营养乳剂（TPF-D）；肠内营养术前支持≥5天，能量补充约400 kcal/d；1周后采用NRS2002对患者进行营养风险筛查复评。

（四）不进行机械性肠道准备

按照术前尽可能地减少对患者机体干扰的原则，术前的禁食按目前推荐的只要在术前禁够6小时的固体食物，术前禁食清流质食物2小时即可；对于不是糖尿病的患者，为了减少身体的脱水，甚至在手术开始前的2小时还给患者进饮250 ml的温热或常温碳水化合物饮品，而对于有糖尿病病史的患者术前2小时只给予进饮250 ml浓度为5%糖盐水。

四、"安心"目标的工作流程

1. 心理疏导小组对患者进行术前华西心晴指数评估

低度情绪不良患者由心理专科护士病房内疏导。

2. 中、重度情绪不良患者诊疗措施

对于中、重度情绪不良患者，需填写《自杀风险评估表》并请心身医学科专科会诊协助围手术期诊疗。

3. 口服药物治疗

必要时请心身医学科指导患者口服短效镇静、抗焦虑药物治疗。

第三节　术中工作流程

术中流程是指患者离开病房前往手术室到患者离开手术室回到病房的过程。此过程中的LEER模式下ERAS术中方案执行人员由麻醉医学科的专科麻醉及护理团队与外科医疗团队共同构成。具体方案如下。

一、"少痛"理念的工作

1. 疼痛治疗，从术中的全身麻醉前即开始，到麻醉结束后我们对部分开放肝切除患者就给予B超引导下的双侧竖脊肌平面的阻滞麻醉。

2. 超前镇痛

麻醉诱导前30分钟，常规静脉输入NSAIDs（如氟比洛芬酯50 mg）进行超前镇痛。

3. 全身麻醉前行持续硬膜外阻滞。

4. 所有腹壁戳孔或切口处用0.3%罗哌卡因行局部浸润麻醉。

5. 患者在PACU苏醒后立即进行第一次疼痛评分：若评分<4分，接自控式静脉镇痛泵后送病房；若评分≥4分，临时予以镇痛处理后送回病房。

6. 术中全程遵循多种镇痛方式与多种镇痛药物联合使用的原则。

二、"早动""早食"理念的工作

术中的手术与麻醉操作都遵循精准与控制损伤理念，两者对于内脏器官功能的调节保护是相辅相成的，比如只有在控制消化系统内脏器官损伤的基础上才能让其在术后早期恢复生理层面与功能层面的运动，进而促进患者早期进食。所以术中将"早动""早食"理念下ERAS措施一并阐述。

（一）外科团队术中精准解剖，减少出血，减少外科术后腹腔引流

原则上肝脏、脾脏、胆囊、胆道等不涉及消化道重建手术中只放置1根引流管；胰腺肿瘤、肝门胆管癌等涉及脏器断面及消化道重建的手术中放置引流管≤3根（放置于器官离断面及吻合口处）。

（二）肝脏疾病中，尽量选择进行解剖性手术和操作

如在肝切除术，术中麻醉协助切肝时的低中心静脉压（CVP）以减少术中出血，通常控制在<5 cmH$_2$O[①]为佳；手术术中操作以区域性入肝血流控制为好，尽量避免全肝血流阻断。所有手术操作均在直视下，按解剖结构进行，做到精准，减少损伤。

（三）麻醉团队术中采取降低术后恶心呕吐（PONV）基础风险策略

1. 麻醉前：地塞米松5 mg+托烷司琼5 mg iv。

2. 麻醉中：避免使用吸入性麻醉药物，限制阿片类要是使用。

3. 静脉麻醉药首选丙泊酚。

（四）麻醉团队使用BIS监测麻醉深度

麻醉深度控制在40~60；尽量使用丙泊酚、顺阿曲库铵等短效药物；尽量做到早苏醒、早拔管。

（五）麻醉团队全程采取肺保护性通气策略

1. 小潮气量通气6~8 ml/kg。

2. PEEP的压力5~8 cmH$_2$O+吸入<60%混合氧。

3. 维持呼气末二氧化碳分压（PETCO$_2$）：35~45 mmHg。

4. 术毕拔管前，至少一次肺复张性通气。

（六）麻醉团队常规进行目标导向性液体治疗

术中应用平衡液维持有效血容量并保持液体出入量的平衡，同时还要辅以应用一些血管活性药物来避免术中低血压造成的胃肠道的低灌注，从而减少这些因素对吻合口愈合的潜在影响。

（七）术中保护

联合使用各种小棉被覆盖裸露的皮肤、水床、保温毯、暖风机、循环水服加温系

---

① 1 cmH$_2$O=0.1 kPa。

统、输血输液加温等装置维持中心体温＞36℃。

三、"安心"理念的工作

（一）心理疏导小组（巡回护士）

麻醉前在手术室麻醉等待间向患者介绍麻醉相关知识并进行心理抚慰。

（二）手术医师、巡回护士、主管麻醉医师三方术前关怀和安全核查

在麻醉前向患者打招呼并介绍自己和接下来在患者清醒时要做的麻醉操作工作，同时完成术前对患者信息的三方核查制度的落实。

（三）术中麻醉深度要合理

手术开始后麻醉要足够深，尽量避免手术开始后由于麻醉深度不够带给患者潜意识中的感知。手术接近后段时，要充分把控麻醉深度，同样避免手术结束后麻醉过深致患者复苏困难或复苏时间过长。

第四节　术后工作流程

患者从手术室麻醉复苏后或从ICU治疗安全返回病房后，主管医生和多目标管理护理工作小组立即接手介入术后治疗。由医疗组根据该患者不同术式下达标准术后医嘱，自此开启LEER-ERAS术后方案执行工作流程。具体实施如下。

一、"少痛"目标的工作

"少痛"的目标除了减少患者术后的疼痛外，减少术后因疼痛引起的各种机体应激反应和损害也是这一目标极其重要的内容。

（一）常规采用多模式镇痛方案

自控式静脉镇痛泵（PCEA）+超声波物理止痛仪 bid+氟比洛芬酯50 mg ivgtt q12h+必要时再次床旁行切口浸润麻醉止痛或区域阻滞麻醉止痛。

（二）疼痛评分

痛管理小组常规1日3次（早、中、完）VAS疼痛评分，当VAS评分≥4分时，临时予以阿片类药物肌注止痛。

（三）口服药物止痛

疼痛控制良好患者逐步早期改为口服选择性COX-2抑制剂或NSAIDs药物止痛。

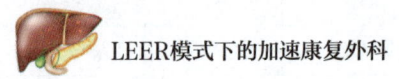

二、"早动"目标的工作

为了促进术后组织、细胞、器官功能的早期恢复和运动，镇痛治疗是前提，在疼痛减轻的情况下，机体的应激反应和损害也会明显降低，因此，要达到此目标，应采取以下措施。

（一）由运动康复小组对患者进行"被动"运动康复治疗

双下肢空气波气压治疗；常规药物雾化祛痰联合超声波振动机械排痰等呼吸道管理治疗；康复医学科中医针灸康复理疗。

（二）"4S"康复训练

由运动康复护理小组联合康复医学科共同协作采用标准化"4S"康复训练方案，即术后卧床功能锻炼、坐位训练、站立训练、行走训练。训练内容包括：咳嗽咳痰、排尿排便、呼吸功能训练、四肢躯体肌力训练。

（三）术后早期（24小时内）拔除胃、尿管

胃管的拔除，对无消化道重建病例术后早期（24小时内）拔除胃管；有消化道重建患者拔除时间视胃肠减压与患者全身状况而定，亦尽量早期拔除，通常在术后72小时左右；尿管若无排尿困难者，术后次日试夹闭尿管有胀感时即可拔除，若无胀感则通过夹闭尿管训练后有胀感才拔除。

（四）引流管的拔除

排除出血、胆漏、胰漏、肠漏等风险后早期拔除腹腔引流管，胰肠吻合患者术后常规查腹水淀粉酶。

（五）恶心、呕吐的处理措施

多巴胺受体拮抗剂（甲氧氯普胺）常规肌注减少恶心、呕吐的发生。

三、"早食"目标的工作

早食目标实施的工作流程见图5-1。

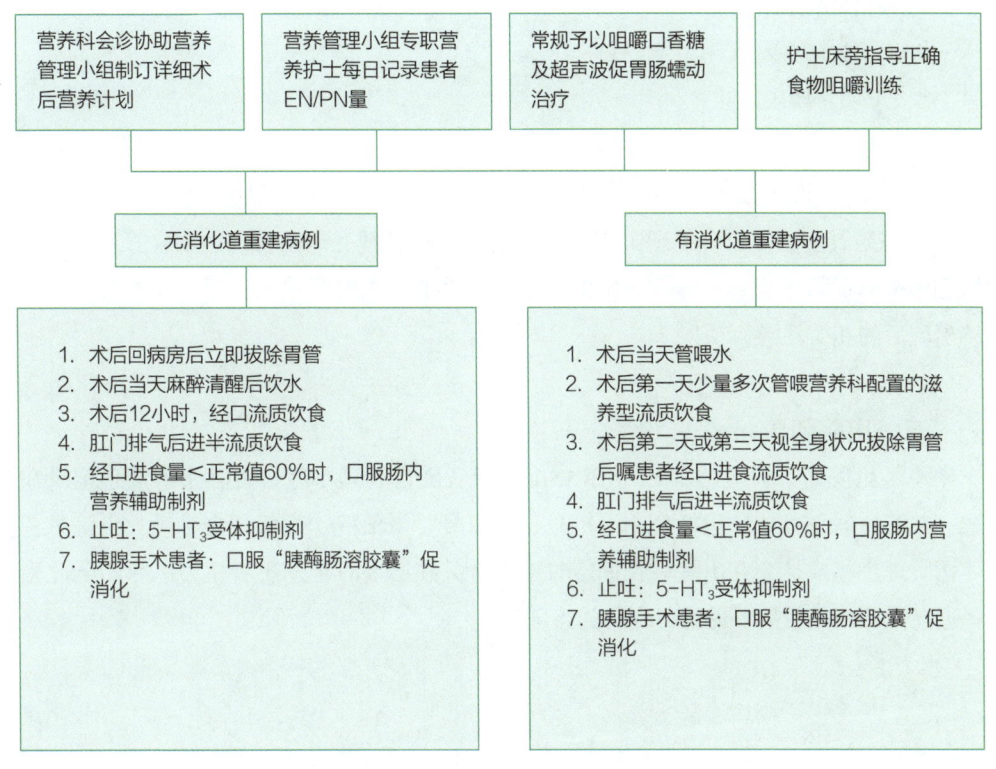

图5-1 早食目标实施的工作流程

四、"安心"目标的工作

（一）术后可根据情况再次对患者进行心理评估

评估后需要继续进行心理干预的继续进行床旁心理疏导。

（二）必要时继续采用精神药物干预

睡前可加用短效镇静药物。

第五节 出院工作流程

一、出院标准

大多数研究都得出了ERAS能缩短患者术后住院时间的结论，但其必须建立在同质化的出院标准上。在患者术后逐渐康复达到以下标准后，可以建议患者出院。

1. 口服止痛药物，疼痛控制良好。

2. 进食固体食物，无须静脉补液。

3. 可自由活动。

4. 生命体征平稳。

5. 患者希望出院。

二、出院指导

出院当日多目标管理护理工作小组分别从疼痛管理、运动管理、饮食管理、心情管理四个方面给予患者个体化制定的出院指导手册，出院时一人一册，让患者充分了解出院后的相关注意事项。

三、出院随访

患者出院后，科室的LEER-ERAS出院患者随访管理小组会将其个人信息记录在案，并互留联系方式，包括公用手机号、座机号、微信群、微信公众号等。出院患者随访管理小组成员会在出院后长期定时随访，并在必要时告知患者主刀医疗团队此患者近况，评估是否需要返院行专科门诊随访。

谢青云

第六章

加速康复外科相关问题的特别处理

想要更好地开展ERAS工作，真正在临床上体现开展这一工作带给患者的益处，就必须要高度重视临床工作中存的在相关问题并及时、正确地处理，这样才能保障整个医疗质量和医疗安全，使患者的术后恢复更为顺利。医务人员必须完整、系统地执行ERAS核心理念，在临床实践中更为规范、有序地开展和探索多模式镇痛治疗，促进与保护器官功能的相关措施，既有心、肺、肝、肾等重要器官功能的维护与保障作用，又有血糖、输血、VTE的防治作用，更有针灸与物理治疗、体能训练的促进作用。同时，还有营养评估与干预作用、精神与情绪的调节和治疗作用、控制医院感染等作用，为了给相关临床实践和研究提供参考和指导，以下就相关内容介绍。

付金强

第一节　多模式镇痛治疗

早在1989年丹麦的 Kehlet首次推出"多模式镇痛"或"平衡镇痛"的概念，提出联合使用机制作用不同的镇痛药或疼痛治疗方法，作用在疼痛传导通路的不同靶点和时相，使镇痛作用更强，副作用更低，以达到更完美的镇痛这一全新的镇痛观点。本节将重点讨论多模式镇痛方法用于控制和预防围手术期急性疼痛的原理和治疗方案选择。慢性疼痛的处理不在此处讨论。

一、多模式镇痛的理论基础

围手术期发生疼痛的原因是组织创伤（如手术切开、分离、烧灼等）所致炎症或直接的神经损伤（如神经离断、牵拉或受压）。组织创伤会释放局部炎症介质，这些介质将刺激引起损伤周围区域组织发生反应或增强组织对刺激的敏感性（痛觉过敏）或对非伤害性刺激错误地产生疼痛感（触诱发痛）。除了组织创伤，外周疼痛感受器的敏化（原发性痛觉过敏）以及中枢神经系统神经元兴奋性增高（继发性痛觉过敏），也能导致痛觉过敏和触诱发痛。

围手术期疼痛属于急性疼痛，它既有切口痛、内脏痛，也有炎性痛、心理痛等。疼痛受体的活性可以直接被阻滞，如使用局部麻醉药或非甾体类抗炎药来减少损伤造成的局部激素性反应，从而间接减少疼痛受体激活。P物质、降钙素基因相关多肽、天门冬氨酸、谷氨酸和γ–氨基丁酸等神经递质负责跨过神经元之间的缝隙连接传递电信号，将这些神经递质的活性作为目标也可以产生镇痛效果。

因此，围手术期疼痛的产生是一个多环节、极其复杂的过程，仅依靠阿片类药物靶向作用于痛觉相关中枢这一单一止痛机制是不足以达到理想镇痛的。通过针对痛觉感受器、传入纤维、神经递质、离子通道、炎性介质等产生疼痛的不同机制，依靠不同生理过程的介入来实现对疼痛的调控，从而达到一种比较理想的镇痛方式，这些工作机制就是多模式镇痛的理论基础。

二、多模式镇痛治疗常用药物

镇痛药物主要包括局部麻醉药物、阿片类药物、非选择性NSAIDs药、选择性COX–2抑制剂、NMDA受体拮抗剂、α_2肾上腺能受体激动药等。实际工作中以局部麻醉药物、NSAIDs和阿片类药物应用最多。

（一）局部麻醉药物

局部麻醉药物应用于临床已非常广泛，其多种镇痛机制和安全性已被充分研究和了解，这里就不赘述了。临床中我们对其通过不同路径给药，如切口局部浸润、外周神经阻滞（包括筋膜间隙阻滞）和椎管内麻醉等来进行围手术期疼痛管理。除了给药的途径，局部麻醉药物配方的选择也从单一用药转换成了复合用药配方，比如配方里面可包括局部麻醉药、肾上腺素、镇痛药（吗啡、凯纷、地塞米松）、右美托嘧啶等。局部麻醉药物最常用的有利多卡因、罗哌卡因等。

2019年发表于J Clin Anesth上的一项Meta分析对比了不同术式应用局部麻醉药物对术后持续性疼痛的影响。亚组分析显示，与常规全静脉给药镇痛相比，局部麻醉药物用于多模式镇痛可使胸腔镜手术、乳腺癌手术、剖宫产手术患者的术后持续性疼痛的发生风险分别减少48%、57%和54%。

局部麻醉药物针对局部产生麻醉效果，全身影响小。不足是对于其他远隔部位、多发部位无法获得满意的镇痛疗效，多部位注射又会导致操作增加、风险增多，局部麻醉药物用量过多也会产生相应的副作用。

（二）非甾体类药物

NSAIDs主要通过抑制COX酶中的COX-1、COX-2和前列腺素类（PGs）的合成，降低前列环素、血栓素和前列腺素等一系列炎症介质的数量，使这些炎症因子的后续反应得到控制而达到抗炎镇痛的效果。NSAIDs类药物分为选择性抑制COX-2和同时抑制COX-1和COX-2的非选择性NSAIDs。一项发表在Epidemiology的评估各剂量NSAIDs与上消化道出血或穿孔相关性的对照研究，共纳入上消化道出血或穿孔患者1 377例，对照患者10 000例，研究结果表明，即便是低剂量非选择性NSAIDs，也会产生胃肠道风险。因此，在临床使用NSAIDs时，应当掌握不同患者的适应证，建议多选择高血脑屏障通过性、胃肠毒性低的选择性COX-2抑制剂。多项高级别循证医学证据推荐：NSAIDs可作为多模式镇痛的基础用药；推荐选择性COX-2抑制剂作为多模式镇痛的首选药物。其中常用的有氟比洛芬酯、氯诺昔康、帕瑞昔布、酮洛酸等。

（三）阿片类药

阿片类药物主要通过结合神经系统的阿片受体（包括μ、κ和δ受体）发挥镇痛作用。

阿片类药物可以为患者的内脏痛、切口痛等提供良好镇痛效果，但是只具备镇痛作用而无抗炎作用，且其可能诱导痛觉敏化、恶心呕吐、减慢肠蠕动和呼吸抑制等的副作用也不容忽视。阿片类镇痛药以吗啡、芬太尼、舒芬太尼、地佐辛、布托啡诺等最常用。

三、多模式镇痛方案的选择

（一）多模式术后镇痛的阶梯治疗（表6-1）

表6-1　多模式镇痛的阶梯治疗方案

术式	术种	处理方案
轻度疼痛术式	腹股沟疝修补术 静脉曲张剥脱术 腹腔镜手术 股骨颈手术 脊柱内固定取出术	（1）对乙酰氨基酚和/或局部麻醉药伤口浸润 （2）方案（1）+NSAIDs药物（排除禁忌证） （3）局部局部麻醉药切口浸润和/或外周神经阻滞+弱阿片类药物或曲马多或必要时使用小剂量强阿片类药物静脉注射
中度疼痛术式	髋关节置换术 子宫切除术 颌面外科术	（1）对乙酰氨基酚和/或局部麻醉药伤口浸润 （2）方案（1）+NSAIDs药物（排除禁忌证） （3）超声引导下外周神经阻滞（单次/置管持续注射）+对乙酰氨基酚或NSAIDs药物或联合PCIA

续表

术式	术种	处理方案
重度疼痛术式	开胸术（包括胸腔镜）上腹部手术大血管（主动脉）手术全膝、髋关节置换术	（1）对乙酰氨基酚和/或局部麻醉药伤口浸润 （2）方案（1）+NSAIDs药物（排除禁忌证） （3）a.硬膜外局部麻醉药复合阿片类PCEA b.单独超声引导下外周神经阻滞（如胸部：胸椎旁神经阻滞，竖脊肌平面阻滞；腹部：腹横肌平面阻滞）复合NSAIDs（排除禁忌证）或曲马多或阿片类药物PCIA

注：PCIA（静脉PCA）；PCEA（硬膜外PCA）。

（二）常用的联合镇痛的方法

1. NSAIDs和其他类药物的联合应用

如NSAIDs联合阿片类药物或曲马多。

2. 外周神经阻滞中局部麻醉药的复合用药

如局部麻醉药与阿片类或右美托嘧啶或可乐定复合，可增强并延长镇痛效果。

3. 脊髓联合镇痛治疗，联合用药的方案如下：

（1）非阿片和阿片药联合。

（2）阿片和局部麻醉药联合。

（3）阿片和可乐定联合。

（4）阿片和N-甲基-D-天冬氨酸受体（NMDAR）拮抗剂联合。

（5）新斯的明联合局部麻醉药或阿片药或可乐定。

4. 患者自控镇痛

患者自控镇痛（patient-controlled analgesia，PCA）是目前临床应用最广泛的一种能有效减轻术后急性疼痛的常用方法，其优点：①药物能按医生预设的时间和浓度进行持续均匀的输注，药物浓度更恒定，整体用药量减少，可尽可能地避免副作用的发生，镇痛疗效显著；②患者可自主控制给药，根据疼痛的程度无需要请医生、护士给药而自行控制给药，按需给药，从而能够使镇痛治疗更及时、迅速、有效，更个体化和人性化。

PCA种类：①硬膜外PCA（PCEA）；②静脉PCA（PCIA）；③皮下PCA（PCSA）；④外周神经阻滞PCA（PCNA）。

5. 预防性镇痛

对于镇痛治疗，干预的时机和防止敏化同等重要，术前至术后整个期间使用镇痛药物是最有效的预防性镇痛方案。相比以往提倡的超前镇痛理念，预防性镇痛涵盖的镇痛时机更全面，能更有效的控制围手术期疼痛，预防中枢敏感和慢性神经性疼痛，更符合当下ERAS核心理念。因此，预防性镇痛已经成为疼痛管理的新理念。目前倡导全程镇痛治疗模式，其流程分为术前、术中和术后处理，即全程镇痛如下：

（1）术前镇痛：NSAIDs/外周神经阻滞。

（2）术中镇痛：NSAIDs+阿片类药物。

（3）术后镇痛：NSAIDs+PCIA+外周神经阻滞/局部浸润麻醉。

6. 疼痛的心理治疗与其他非阿片类辅助药治疗的复合

对于术后镇痛，除了使用阿片类中枢镇痛药外，还可结合心理方面的措施以及一些辅助类药物来综合应用。

四、临床如何有效实施多模式镇痛

首先要充分理解和坚定多模式镇痛的管理理念，做好多模式镇痛治疗作者认为主要是要做到三个合理的结合，一是采有不同镇痛药物的结合，二是采用不同镇痛方法的结合，三是采用不同镇痛时间节点的结合。以下是我们的多模式镇痛方案。

（一）术前多模式镇痛

1. 与患者及家属进行沟通和宣教，了解患者术前是否有疼痛或其他慢性疼痛病史并对患者一般情况及其疼痛耐受力进行初步评估。

2. 每日睡前给予口服洛索洛芬钠片60 mg进行超前镇痛。术前疼痛剧烈，镇痛效果不佳者，通知麻醉科会诊协助镇痛。

（二）术中多模式镇痛

1. 多种镇痛方式的选择

（1）全身麻醉前/麻醉后给予B超引导下双侧竖脊肌平面阻滞。

（2）全身麻醉前行持续硬膜外阻滞。对腹腔镜肝切除术的麻醉选择要根据患者情况做全面考量，根据患者凝血功能的实际情况进行选择。需要注意的是，部分术前凝血功能正常的患者也可能出现硬膜外出血和血肿形成，所以选择硬膜外腔阻滞需慎重。

（3）关腹前在腔镜凿孔（切口）周围处使用0.3%罗哌卡因行局部浸润麻醉。

2. 多种镇痛药物的联合使用。

（1）麻醉前30分钟，可静脉输注一组NSAIDs（如氟比洛芬酯50 mg）。

（2）麻醉诱导时静脉给予舒芬太尼$3\mu g/kg$，已进行硬膜外或竖脊肌平面阻滞的患者，可不追加或酌情少量追加阿片类药物。

（3）诱导后静脉泵入右美托嘧啶$20\sim40\mu g$，手术时间长的大型手术患者可持续泵注。

（4）竖脊肌平面阻滞局部麻醉药配方：0.3%罗哌卡因25 ml+地塞米松5 mg单侧

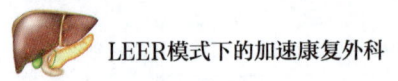

剂量。

（5）手术结束前30分钟，可静脉给予曲马多、地佐辛、布托啡诺三种不同药理作用中的任何一种。

（三）术后多模式镇痛

1. 手术结束后患者使用自控静脉镇痛泵

对于使用镇痛泵者，其麻醉药物配方为舒芬太尼100μg+右美托嘧啶100μg+布托啡诺40 mg/氟比洛芬酯200 mg+盐酸托烷司琼10μg+生理盐水配至100 ml，持续输注量2 ml，追加剂量5 ml；锁定时间为20分钟。

2. 局部麻醉

手术结束后进行B超引导下的双侧竖脊肌平面阻滞/切口局部浸润麻醉，再转入麻醉恢复室（PACU）行麻醉复苏治疗。

3. 确保术后转入PACU的患者多模式镇痛方案的执行

进入PACU进行麻醉复苏的患者，应快速把患者疼痛视觉模拟评分（VAS）控制在3分之内。

4. 不使用镇痛泵的患者，患者回病房后我们会开具以下医嘱

①首先采用氟比洛芬酯50 mg ivgtt q12h进行基础镇痛同时联合超声波止痛仪进行物理镇痛；②当VAS评分≥4分时，临时予以阿片类药物肌注进行补救性镇痛或麻醉科协助治疗；③疼痛控制良好患者逐步早期改为口服选择性COX-2抑制剂或NSAIDs药物止痛。

五、多模式镇痛选择应遵循个性化

对于多模式镇痛治疗，Edward R Mariano、MD、MAS在一篇关于术后急性疼痛管理的综述里面提到，任何多模式镇痛方案都应该只作为检查清单，需要根据患者个体需求做出相应调整，并仔细考虑现有人员配置和机构资源、药物目录和临床环境。作者非常赞同此观点，围手术期疼痛管理的目标是减轻患者术后痛苦，包括减少患者术后发生疼痛的程度，疼痛持续的时间和疼痛发生的频次，这就是作者在LEER-ERAS模式下"少痛"概念及其通过临床干预要达到的目标之一，在众多目标中疼痛治疗是所有手段中最核心的目标，只有达到了"少痛"才能使患者在没有疼痛压力下尽可能早的恢复早期活动（"早动"），尽可能早的进食（"早食"），才能"安心"接受治疗，促进术后患者的加速康复，才可能尽量地减少术后并发症的发生，从而减少住院时长，让患者满意出院。因此，患者疼痛控制的方案必须要考虑到患者的躯体疾病问题、心理问题和身体状况、年龄、患者恐惧或焦虑的程度、手术的方式、患者个人偏好，以及对药物的反应情况来制订合理的个体镇痛方案，不管是指南还是权威医院提

供的方案都只是一个参考。在任何可能的情况下,临床医生都应贯彻执行多模式的疼痛管理治疗方法,以患者为中心,通过跨多科室合作来真正实现全程、规范化的多模式镇痛,为手术患者带来更好的治疗体验与预后。

鲁 恒 庞 波

第二节 促进与保护器官功能的相关措施

一、呼吸及气道功能的维护与保障

呼吸与气道功能的维护即气道管理,在外科患者围手术期的重要性就在于通过减少呼吸道和肺部并发症来加速患者术后康复。结合LEER模式下的加速康复外科的特点,从术前、术中、术后三方面提出管理要点,整个管理流程可用图6-1来概述。现就术前、术中和术后的具体措施介绍如下(图6-1)。

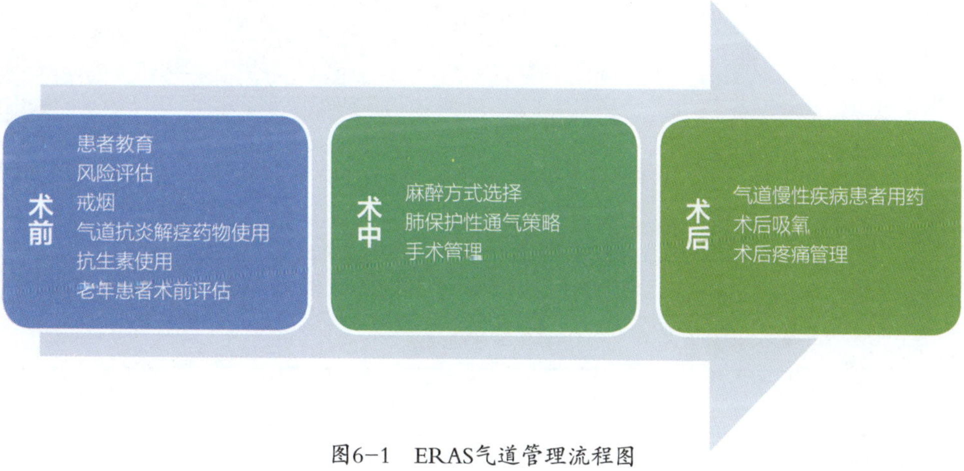

图6-1 ERAS气道管理流程图

(一)术前气道管理

1. 患者教育

术前应充分与患者沟通手术方式、时长,术后并发症,如疼痛可能影响呼吸、咳嗽、排痰等。对于有慢性阻塞性肺疾病(COPD)、哮喘等呼吸道慢性疾病患者,应教会其正确的呼吸功能锻炼方法、症状自我评估、吸入药物的正确使用方法等。患者参与度包括依从性、自我管理、满意度等直接影响预后,因此推荐使用患者健康参与度模型进行评价。

2．风险评估

患者是否存在有不规范治疗的哮喘或COPD或在过去半年内有过急性加重或住院治疗过的COPD；是否存在中心气道梗阻或解剖异常病史；是否患有慢性呼吸窘迫症状或需要长期家庭氧疗（表6-2）。肺功能检查可以帮助外科医生了解肺部疾病性质、严重性和可逆性，因此，有助于预测手术结果和术后肺部并发症。残气量与肺总量比值50%、肺活量占预估值的50%、最大通气量占预估值的55%的患者术后肺部并发症发生率增加明显。用力呼气一秒量过低增加PPCs发生率，峰值流速低于320 L/min，会影响患者术后排痰，导致肺部感染。6分钟步行实验低于350米的患者的死亡率更高。心肺运动实验无氧阈值小于11 ml/（kg·min）的患者出现出现肺部并发症风险更高。

表6-2　肺部并发症风险增加的危险因素

吸烟史（仍在吸烟）
ASA评分大于2
年龄＞70岁
COPD
预期延长的手术（＞2小时）
计划行全身麻醉（尤其是气管内插管）
白蛋白＜30 g/dL
运动储量小于步行2个街区或上一层楼
BMI＞30 kg/m^2

3．戒烟

吸烟患者的术后肺部并发症发生率是非吸烟患者的1.4～4.3倍，即使无肺部慢性疾病的患者吸烟同样会增加术后肺部并发症的发生率。要想使术后肺部并发症的发生率降低，那戒烟一定要超过4周才行。而对于吸烟指数超过40包/年的患者，你只短期戒烟半月以上是不能降低术后肺部并发症的发生率。通常情况下吸烟患者比不吸烟者将有更长的住院时间及更高的死亡率。

4．气道抗炎解痉药物使用

有肺部及气道慢性疾病患者术前应给予药物治疗，包括糖皮质激素、支气管舒张剂及黏液溶解剂等药物，如布地奈德/特布他林/乙酰半胱氨酸，这些药物建议联合使用，雾化吸入为主，可以减轻气道反应性，降低肺部并发症发生率。

5. 抗生素使用

有肺部或气道感染症状的患者需使用抗生素。对于急性呼吸道感染的患者应推迟手术，使用抗生素2周直至感染控制、痰量减少；对于慢性呼吸道感染患者建议术前使用抗生素3天；对于重度吸烟患者，肺气肿患者，有明确致病菌定植于口、咽、上下气道的患者，可预防性使用抗生素。

6. 老年患者术前评估

老年患者术前评估应着重注意对精神状态、躯体功能、进食、睡眠和活动等情况的评估。对于合并肺部疾病的老年患者腹部手术前建议行以下治疗：①对于喘息呼吸困难明显者，可考虑使用激素和支气管扩张剂；②应恰当使用抗生素控制感染；③对支气管哮喘病史明确患者，可考虑在手术前48小时给予激素；④指导并帮助患者进行深呼吸训练并让患者练习主动咳嗽；⑤视情况是否给没有抗凝剂使用禁忌的高危患者使用小剂量的肝素来预防围手术期血栓的形成，这一条建议在有条件的医院应用。

（二）术中气道管理

1. 麻醉

麻醉方法和药物的选择应根据以下原则进行：有效的镇静、镇痛和肌肉松弛；快速清醒和恢复；麻醉后出现较小的术后神经不良反应；尽可能地减小对呼吸、循环的影响。

2. 肺保护性通气策略

全身麻醉中使用保护性肺通气策略可以减少手术后肺部并发症、肺损伤（肺不张、气压伤、气胸等）的发生，反之，当全身麻醉中通气策略选择不当将会引起术后肺部并发症发生率增加。因此，术中采取肺保护性通气非常重要。保护性通气的方法包括：诱导通气，压力控制通气，延长呼吸时间比，呼气末正压（PEEP），小潮气量通气，肺复张技术，控制吸入氧浓度等措施。

3. 术中管理

仔细的术前计划可优化手术过程，有助于减少手术时间并降低手术创伤，推荐微创技术，可限制肌肉创伤并减轻术后疼痛，减轻对呼吸循环系统的影响。

（三）术后气道管理

1. 对于有COPD、支气管哮喘急性加重患者

手术后应及早开始气雾吸入湿化气道并直接作用于气道黏膜。糖皮质激素（例如，布地奈德吸入混悬液每次1~2 mg，每天2~4次）与支气管扩张药（例如，硫酸特布他林）联合应用，每天2~4次可减轻气道炎症。鼓励患者主动咳嗽和咳痰；同时，黏液溶解剂（例如，乙酰半胱氨酸吸入溶液，每剂300 mg，每天数次）可溶解和稀释

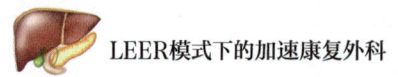

呼吸道中的粘液痰，从而促进排痰并减少术后并发症的风险。另外，已经发现多学科协作气道管理策略，包括刺激肺活量测定、咳嗽和深呼吸、口腔保健、患者和家庭教育、早期下床至少每天3次、抬起床头（≥30°）等措施可以大大减少肺炎和术后无计划的插管。

2. 术后吸氧

增加吸入氧浓度（FiO_2）可以解决低氧问题，但是高氧会产生氧自由基导致损害，有证据表明提高吸入的氧浓度（80%）可降低手术部位感染的风险，尤其对肠道手术患者而言。

3. 术后疼痛管理

患者术后发生的疼痛治疗，采取多模式镇痛策略效果会更佳。但对有肺部疾患或有呼吸系统存在问题的患者，则应进行术后疼痛情况的个体化评估（表6-3）来制订相应的镇痛方案。

表6-3 患者术后镇痛监测与记录项目

术后镇痛药物	药物名称、浓度、剂量 PCA泵参数设置：背景输注剂量、单次注射剂量、锁定时间 给药总量：包括无效和有效剂量的总数 限量设置：如1小时内限制给药剂量 额外补充镇痛药物
常规监测	生命体征：体温、心率、血压、呼吸频率 镇痛：静息和活动时的疼痛水平、疼痛的缓解情况 额外药物的使用
副作用	心血管系统：低血压、心动过缓或心动过速 呼吸状况：呼吸频率、镇静水平 恶心和呕吐、瘙痒、尿潴留 神经系统检查 运动阻滞或功能和感觉水平的评估 硬膜外感染、血肿等严重并发症的证据

注：PCA表示患者自控镇痛。

罗 伟

二、心脏功能的维护与保障

（一）术前心功能评估

术前心功能的评估是围手术期对患者安全评价能否耐受手术打击的指标之一，根据患者的病史、体能评估和心电图来判断患者是否存在有心功能不全或是否有导致心功能不全的危险因素存在，然后根据术式、手术的创伤大小等要素进行评价，是否需要进行心脏超声检查等或者冠脉造影检查，由此来判断心脏自身问题的大小和心功能来判断手术是否可行，而且术前必须与心脏专科和麻醉科医生紧密合作共同来确定手术的风险，如果手术不可行，还应进一步讨论是否更改手术方式。

（二）术前相关药物的停用

对于术前在口服β受体阻断剂、硝酸酯类药物、钙离子拮抗剂的患者，手术当日要停服药即可；阿司匹林服用者手术前必须要停止服药7～10天后才能进行手术；服用华法林要在术前4日停药，停药后要进行桥接治疗继续防止栓塞的发生，桥接药物采用低分子肝素治疗到手术前12小时停药，如果使用的是普通肝素则需要用药到手术前4小时为止。

（三）心功能不全的处置

对于伴有心脏疾患的患者，除了在围手术期要做相应的处置外，还必须重视这类患者由于麻醉、手术的打击而容易导致的急性心功能衰竭的问题，因此，围手术期的管理特别是手术中如何维护心脏功能的处理就显得尤为重要。因此术中应重点做好以下几个方面的工作。

1. 麻醉的选择

对于有心肺疾患的患者，局部浸润麻醉，椎管内阻滞麻醉风险相对较小，对腹腔内手术，往往需要全身麻醉，而大多数全身麻醉药均有直接的或间接的抑制循环的作用，心功能差的患者在使用全身麻醉药物选择更为慎重。当前使用的麻醉药物中，常选用芬太尼作为主要用药之一，因芬太尼药物能较好地维持循环平衡，但术后存在抑制呼吸、延长清醒等问题也应引起大家的关注。近年超短效的静脉麻醉药异丙酚应用比较广泛，诱导迅速、复苏时间短是异丙酚的优点，但其麻醉诱导时可引起较大的血压下降、心排血量降低，循环抑制作用明显大于硫喷妥钠。因此使用异丙酚行全身麻醉诱导，对心脏功能差的患者，则要谨慎处理。

2. 术中监测的选择

右心室前负荷的监测指标主要是采用中心静脉压（CVP）的监测来体现，但CVP的监测反映不了左心功能及整个循环功能状态。而采取监测肺动脉楔压（PAWP）和心排血量有利于对心功能差的患者进行监测。常规监测心肌缺血的方法是通过观察心电图的ST-T的改变来判断。术中动脉血压的监测、适时的血气分析也能反映心排

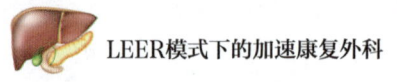

血量。

3. 心脏前负荷的调整

维持好患者术中的有效血容量是调整好心脏前负荷的关键。一般来讲，术中常遇见的急性心功能衰竭是术中要迅速进行处理的急症，其干预和治疗的原则是除了要控制好心脏的前负荷外，还要调整好心脏的后负荷，而且要采取增加心肌收缩力的干预措施，才能较好的维持术中心脏正常的心排血量，另外，还要采取维持好心肌氧平衡的措施。

4. 维持心功能和心排血量

经补充血容量等扩容治疗后，如果有效心排血量仍不能较好维持时，使用诸如β受体激动剂这种正性肌力药是可行的选项。预防性使用亚硝酸类制剂或钙通道阻滞剂可为维持心肌氧供需平衡提供帮助。

5. 目标导向液体治疗

这种输液管理是在常规液体治疗的基础上，通过仪器监测患者术中心脏指数、每搏输出量等血流动力学指标以及对比术前、术后的输液量以及尿量等指标，实时通过补液控制液体治疗量的多少，这有利于液体的恰当补充，从而可避免过量输液加重心脏负荷的增加。

三、肝功能的维护与保障

（一）肝功能评估的指标

肝脏是人体内以摄取、合成、分泌和排泄等代谢功能为主的一个器官，其作用是对机体产生的各种物质进行无害化处置。如果肝细胞功能出现障碍，那将导致肝脏功能的损伤和肝功能障碍。因此，在围手术期对肝功能的保护就十分重要，应该加强肝脏功能的监测，出现问题要能早期做出诊断，积极治疗来维护肝功能，从而减少由此引发的并发症的产生。对于重大手术和高龄患者，术前应对肝功有一个评价，从而根据肝脏功能是否存在问题做出相应判断并给予治疗，并对此来确定手术大小，特别是对肝脏手术更是要在术前做出积极评价。目前对肝功的评价常采用IGG_{15}滞留率、有无腹水、血清胆红素值这三项指标来决定是否进行手术切除以及肝切除范围。除此之外的酶学指标，包括凝血酶原时间、血小板计数、血清总蛋白、白蛋白、总胆固醇、胆碱酯酶、肝促凝血酶原激酶试验等，也是能反映肝脏合成功能的指标，它们可作为肝脏功能的参考。如表6-4。

表6-4　肝脏功能评价指标

项目	评价指标
ICG检查	15分钟滞留率（R15值）、血浆清除率（ICG-K值）
肝合成能力	血清总蛋白、白蛋白、总胆固醇、胆碱酯酶、凝血酶原时间等
转氨酶	GOT/GPT
腹水有无	腹部超声、腹部CT检查
黄疸的有无	总胆红素、直接胆红素、间接胆红素

（二）肝脏功能分级

肝功能Child-Pugh分级是目前临床上最为常用肝脏功能评估系统之一。它是根据检测肝功能的血清生化指标与临床各参数相互结合的一个主要反应肝功能的评估系统，对于肝硬化患者的肝功能进行广泛的评估，也是判断选择肝切除患者最常用的评分体系。其主要内容包括血清总胆红素、凝血酶原时间、白蛋白、腹水、肝性脑病，将肝功能分为A、B、C三个等级，分级越高，病情越重。一般情况下A级肝功能下的手术最为安全。在肝脏外科，这个分级十分重要，它可指导肝手术的切除量，如Child-Pugh A级肝功能的患者可耐受高达50%的肝切除术；B级肝功能患者在肝细胞功能改善后可耐受25%的肝切除术；C级肝功能的患者手术后发生肝功能衰竭的风险极高，不适宜手术操作。然而对于肝切除风险仅仅单独依赖Child-Pugh分级评估具有一定的局限性，通常临床会在Child-Pugh分级的基础上联合吲哚青绿排泄试验等来综合进行肝切除手术判断风险判断。

（三）术中肝功能的保护

手术和麻醉药物等因素均能引起和损伤肝脏的功能。因此术中要尽可能的保障器官的血液灌注和血循环的稳定，调整好通气避免术中的低血氧和酸碱失衡发生，术中尽可能地减少或避免使用对肝有损伤的药物并控制好所有药物的使用剂量。而手术的术前规划和术中的精细操作并减少术中出血以及微创化手术均对肝脏功能的保护有着密切的关系。

（四）凝血功能障碍的处理

肝脏是合成和清除与凝血过程有关的内源性凝血因子、抗凝蛋白和纤溶蛋白的场所。因此，肝细胞功能受损后一定会引起体内凝血功能紊乱，表现为血小板数量减少、相关的各种凝血因子也出现减少或者缺失、纤维蛋白原水平也明显降低等。

1. 血小板数量

血小板在体内合成与被清除的时间比较短。因此当血小板计数＞80×10^9/L时，术前无须特殊准备可行手术治疗。对行大手术者术前监测血小板计数在（51～80）

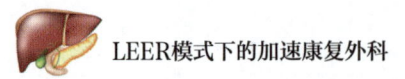

×10⁹/L 时须在术前短期内补充血小板以提升到足够水平手术时出血风险较小。对血小板计数＜80×10⁹/L的患者采用硬膜外麻醉有椎管内出血风险，须特别警惕。

2. 凝血功能指标

INR的监测是评估出血风险的重要指标：INR＞1.5，禁止行手术或有创性操作；INR≤1.5，术中发生严重出血的风险较低。术前INR＞1.5的肝脏疾病患者，术前进行维生素K治疗，并在手术当日输注新鲜冰冻血浆（FFP），改善患者的凝血功能。肝功能障碍时，FFP是补充凝血因子最合适的血制品，但有时需要联合输注凝血因子浓缩物和血小板才能达到有效止血的目的。因为反复大量输血，患者体内可产生抗血小板抗体对抗凝血，因此，有凝血功能障碍的患者围手术期出血时，应一次输入足量血小板，才能达到有效止血的目的。

总而言之，对于肝功能障碍的患者，做好充分的术前准备，应系统、全面地进行肝功能评估，严格掌握手术指征，制定恰当的手术方案，严格麻醉管理，术中精准操作，术后密切监护，及时发现并妥善处理各种并发症，有益患者预后。

四、肾功能的维护与保障

腹部外科疾病常合并有肾功能损害，临床容易出现误诊、漏诊，造成严重后果。因此查找简便、迅捷的临床指标，清楚肾功能损害发生的原因，及时发现外科患者出现肾功能损害的关键，对有效防治肾功能损害具有十分重要的意义。

（一）术前影响肾功能的因素

1. 肾病基础性疾病患者

隐性肾炎、糖尿病、反复尿路感染等患者，临床表现有尿频、尿急、血尿、蛋白尿、脓尿者约半数上有亚临床型肾功能不全。

2. 隐性的慢性脱水患者

因各种因素引起液体补充不够或因长期的腹泻、肝功能失偿后的腹水等引起体内体液丢失过多，都会造成人体内液体总量不足和电解质失衡。在围手术期如未发现并给予纠正，则术中和术后常有肾功能的改变。

3. 高血压患者

一方面，长期高血压可使肾脏发生病理改变，另一方面因手术的创伤操作，术后机体的应激反应等都可能引起全身血流动力学改变影响到肾脏血流，从而加重肾脏功能损害。

4. 急性血容量不足

这种情况常见于机体组织短期内的大量出血，如急性消化道大出血、肝脾破裂及其他组织大血管破裂所引起的急性血容量丢失，或因急性全腹膜炎、急性肠梗阻、重症胰腺炎等引起第三间隙体液聚积，都会导致有效血容量减少，从而造成肾缺血性肾功能损害。

5. 医源性体液丢失

围手术期的各种造影检查所用造影剂因其高渗性可引起利尿和脱水；另外术前因内窥镜检查需要，检查前后的禁食、禁水，并要进行清洁肠道准备而进行的灌洗；术前禁食、禁饮，以及术后胃管引流、腹腔引流管、胆道的T形管引流等都会导致患者体液流失。

6. 大量输入库存血

大量输入库存血是可能引发血红蛋白尿而导致肾功能损害的。

（二）肾功能检测

1. 入院后的肾功能检查

肾功能检测首选尿常规检查，血液检测中，尿素氮值受肾小球滤过率等因素的影响，如进食蛋白量、腹腔内积血等多因素，引起血清尿素氮值的升高可能与肾功下降不平行。血清肌酐浓度的动态监测能较好反映肾功的变化。

2. 肾功能分级

肾功能损伤一般分为三度，均以肾小球滤过率来划分，其损伤程度是按以下标准进行。

（1）轻度者滤过率监测在50～80 ml/min，各种有创操作和手术可能加重肾功能损害。

（2）中度者滤过率监测在25～50 ml/min，必须加强监测，慎用对肾脏功能有毒性药物，维持水电解质和酸碱平衡，每小时尿量在50 ml以上，术中、术后可能引起急性肾功能损害。

（3）重度者滤过率监测小于25 ml/min，已是肾功能衰竭状态，手术对这部分患者有很大危险性。

（三）术前、术中对肾功能不全的防治

1. 急性血容量不足者

围手术期必须给予足量液体治疗来纠正血容量的不足，常用晶体液用量为出血量的3～4倍补充。

2. 对慢性潜在性体液不足者

术前开始每天补充晶体液以每日尿量保持在1 200 ml～1 500 ml为宜。手术当日术前短期补充平衡液1 000 ml，在体液相对充足状态下，方可接受手术。

3. 高血压者

已控制的高血压患者手术危险性并不显著，但对控制不佳者应给以治疗，避免使

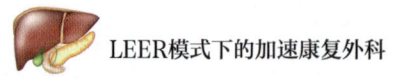

用肾毒性药物。

4. 手术过程中

麻醉药物导致心输出量减少，手术创伤引起心血管应激机能减低，容量血管扩大，此时有效血容量减少，术中尿量减少。常需要快速输液恢复有效血容量。

（四）术后肾功改变与处理

1. 手术后早期的多尿

可能与渗透性利尿有关，常在术后4~8小时逐渐减少。所以对于术后出现的多尿不应把尿量作为补液的指标来应用，不可轻易诊断为负荷过多而限制输液，从而加重循环障碍，这需要根据临床与实验室数据综合判断。

2. 术后少尿

可能是血容量不足所致，经过补充输液后尿量会增加。术后因为肾血管痉挛也会引起的少尿，对因肾血管痉挛引起的少尿，即便在已纠正血容量不足后，其每小时尿量仍低于17 ml，尿比重大于1.020，如果此时在3~5分钟内静脉输注20%甘露醇50 ml，然后监测尿量，若连续3小时内每小时尿量均大于40 ml，则给予利尿合剂进一步改善肾脏血流灌注。如果排除血容量不足及肾血管痉挛因素引起的少尿，应考虑是肾实质损害，请肾内科医师参与多学科会诊，要按照肾衰进行处理，进入MDT管理。

付金强

五、围手术期血糖管理

（一）血糖异常与外科手术的相互影响

外科手术中的高血糖、低血糖和血糖波动，是外科围手术期中最常见的三种血糖异常。因此，血糖的良好控制和管理是围手术期管理的重要内容之一。手术患者死亡率的增加、术后感染风险的增加、伤口不愈合或愈合经久不愈、心脑血管不良事件等并发症的发生率增加是临床上常见的因血糖异常导致的不佳结局。血糖异常还可能延长住院时间、增加医疗花费、影响患者的远期预后。所以，血糖的监测和调控是围手术期管理中必须要重视的问题，这在加速康复外科工作中也是非常重要的一环。

1. 手术对血糖的影响

手术患者术前常常伴有的各种不良情绪（如焦虑、紧张、过度担心、抑郁），加之手术自身所带来的创伤以及麻醉药物的使用和术后疼痛等带来的机体应激，不仅可造成体内多种激素的分泌及作用障碍而引起应激性血糖升高或加重已经存在的血糖异常，同时体内的多种炎症因子的释放增加也可通过加快糖的分解和利用来增高血糖。

手术前、后患者常常处于禁食状态，再加之手术等导致机体的高分解代谢增加的影响，患者往往更容易发生急性并发症，最常见的为酮症酸中毒，更为严重的还酸中毒等的发生。另外，血糖异常中对患者带来更大危害的是低血糖的发生，在围手术期要特别受到重视。

2. 血糖异常对手术的影响

高血糖为围手术期最常见的血糖异常，分为有糖尿病的高血糖和应激性高血糖两类。糖尿病患者合并高血糖的情况在围手术期最为常见，有相当比例的患者术前并未得到有效控制。特别是术前未被发现、未经过治疗的糖尿病患者在围手术期血糖升高更加显著，死亡率和并发症的发生率更高，因此，术前识别糖尿病患者非常重要。术前血糖正常但术中、术后出现血糖异常更常出现于危重患者中，且患者也更容易出现感染等多种术后并发症。

合并糖尿病会显著增加外科手术的危险性。糖尿病病程较长的患者常常容易合并有心脏、肾脏、血管等的并发症，手术耐受性较差，发生手术意外和麻醉的风险均明显高于非糖尿病的患者。围手术期的应激、术中及术后出血导致的容量不足、麻醉、禁食或进食减少使酮症及低血糖的增加等均可导致心肾功能进展进一步恶化甚至失代偿，明显增加糖尿病患者围手术期死亡率，术后感染风险可致伤口愈合不佳、血糖波动大，甚至出现糖尿病高血糖危象（如酮症酸中毒、高血糖高渗综合征）。

（二）血糖的术前评估

识别围手术期血糖异常的高危人群是围手术期血糖管理的基本原则之一。血糖异常人群包括已确诊的糖尿病患者、未确诊的糖尿病患者、糖尿病前期的患者、应激性血糖升高患者。

1. 既往有糖尿病病史患者血糖的术前评估

对于既往明确诊断糖尿病的患者，手术前应当明确糖尿病的类型、糖尿病的病程、近期的降糖方案、血糖的控制情况、低血糖发生情况、糖尿病并发症的情况及严重程度并予以筛查评估。糖尿病合并高血糖危象是非急诊手术的禁忌。病程较长的糖尿病患者更容易合并心脑血管并发症，应引起警惕。

术前监测指标是空腹血糖（FPG）、三餐后2小时血糖（PPG），另外也可增加睡前血糖监测，而糖化血红蛋白的检测是帮助了解患者近期血糖的控制情况，以便于我们制定相应的降糖治疗方案和决定是否达到手术治疗的标准。对HbA1c＞8.5%的患者提示近期血糖控制不好会增加手术的风险，择期手术应暂停，必要时需请内分泌专科医师协作评估和治疗。

2. 既往无糖尿病病史者血糖的术前评估

约有1/3的糖尿病患者在术前未确诊，围手术期风险明显增高，医护人员更应高度警惕并关注此类患者，建议以下患者术前筛查糖化血红蛋白：①年龄≥45岁；②体质指数（BMI）≥25 kg/m² 且合并糖尿病高危因素的患者（如高血压、脂代谢紊乱、心血管疾病、糖尿病家族史等）；③拟进行心脏外科、神经外科、创伤外科、器官移植、骨科等高危手术的患者。术前筛查糖化血红蛋白≥6.5% 即可诊断糖尿病；糖化血红蛋白<6.5%，但监测围手术期血糖升高者，常常提示为应激性血糖升高。

3. 筛查引起围手术期血糖波动的因素

血糖波动在围手术期较常见，需要对引起血糖波动的因素进行仔细筛查，包括：①围手术期糖皮质激素、生长抑素、血管活性药物、免疫抑制剂等的使用，常常导致血糖升高；②合并重大疾病及多器官功能不全的患者发生低血糖风险明显增加；③使用胰岛素控制血糖者，容易出现低血糖发生；④手术类型影响血糖波动，越大的手术越容易导致血糖波动；⑤麻醉方式的影响，全身麻醉较区域麻醉对血糖的影响更显著，但目前并没有循证医学证据证明糖尿病的患者需首选区域麻醉，应依据病情决定。

（三）围手术期血糖的处理

1. 术前血糖管理

（1）入院前为口服降糖药者，应根据不同情况实施调整，如局部麻醉的小手术患者，可在手术当日停用降糖药物，但对服用磺脲类和格列奈类者因容易引起低血糖，术前应停用至少24小时，对存在肾功能不全者使用二甲双胍时风险增加，建议至少在术前停用24～48小时。对于停用口服药物期间，需规律监测血糖，如有血糖升高则使用胰岛素控制血糖。术前准备时间超过3天的患者，建议入院后即停用口服降糖药，予以胰岛素皮下注射或胰岛素泵控制血糖，并维持血糖稳定。无须禁食水且手术时间短的局部麻醉手术可继续予以口服降糖药。

（2）入院前长期使用胰岛素降糖治疗者，方案多调整为胰岛素强化降糖方案（三短一长或胰岛素泵皮下注射）。对于接受大手术和/或手术时间较长的患者，手术日需停用皮下胰岛素注射，调整为短效或速效胰岛素持续静脉泵入控制血糖。对于手术时间较短的门诊小手术，可继续维持中效或长效胰岛素的注射，但需停用餐前短效或速效胰岛素。

（3）术前血糖控制目标为：餐前血糖≤7.8 mmol/L，餐后血糖≤10.0 mmol/L。术前血糖控制达标对降低手术风险至关重要。围手术期血糖控制应遵循平稳达标原则，避免血糖下降过快的不良后果。对血糖异常的患者临床医生需综合评估患者病情，对部分极高风险的患者，血糖控制目标可适当放宽（空腹血糖 ≤10 mmol/L，随机或餐后2小时血糖≤12 mmol/L）。

（4）非必要的长时间术前禁食应尽量避免，安排糖尿病患者的择期手术在当日第一台进行。糖尿病患者禁食期间需密切监测血糖。

（5）糖尿病患者如需要接受急诊手术，需立即完善血糖和酮体检测。如患者随机血糖≥14 mmol/L，应立即予以胰岛素小剂量持续静脉滴注，并每小时一次密切监测血糖，保持血糖以每小时4～6 mmol/L的速度稳定缓慢降至合理范围。对于出现高血糖危象（如糖尿病酮症酸中毒或高血糖高渗综合征）等急性并发症的患者，应立即纠正高血糖危象，至血糖下降并<14 mmol/L、酮体转阴、血渗透压正常、酸碱平衡紊乱纠正后方可进行手术。

2. 术中血糖管理

（1）大中型手术。大中型手术合并高血糖患者，术中应选择小剂量胰岛素持续静脉输注，每小时一次密切监测血糖，并予以适当比例的胰岛素-葡萄糖输注，维持血糖在理想范围。根据血糖的监测结果实时调整胰岛素及胰岛素-葡萄糖的静脉速度，同时，需密切监测电解质的情况，特别是血钾的变化，必要时应预防性补钾治疗，防止出现严重低钾血症。

（2）小型手术。小型手术患者可正常进食，可继续维持术前的降糖方案，术中尽量不输注葡萄糖，如因病情需要输注，可予以适当比例的糖水静脉输注，维持血糖在理想范围。

（3）危重患者。危重症患者的血糖控制最有效和首选方法为持续静脉胰岛素输注。危重患者无论手术类型，均推荐持续胰岛素静脉输注，血糖控制的目标范围为7.8～10 mmol/L，密切监测血糖，根据患者的血糖情况调整胰岛素输注速度及剂量。

（4）急诊患者。急诊患者手术术中的治疗原则基本上与大手术患者血糖管理目标相同，且需要更加密切的观察。

3. 术后血糖管理

（1）大中型手术。血糖异常且接受大中型手术的患者，术后常常需持续葡萄糖+胰岛素静脉输注，每日葡萄糖输入量不少于150 g，根据血糖水平调整胰岛素的剂量，维持输注期间血糖在7～10 mmol/L。此外，需同时密切监测肝功、肾功能等，对能进食且血糖控制尚可者可改为口服降糖药治疗。

（2）小型手术。对于行小型手术、术后可进食正常规律的患者，可继续术前的降糖方案，如果血糖不达标，可适当调整降糖方案。

（3）危重患者。重症患者更容易出现血糖波动，特别是ICU的患者，需使用持续胰岛素静脉输注维持血糖稳定。待患者病情基本稳定，可予以皮下注射胰岛素控制血糖。

4. 出院前的血糖管理及随访

（1）术前长期使用胰岛素治疗的患者可在出院前1～2天调整为原来的降糖方案，并嘱定期监测血糖，内分泌科随诊。

（2）患者病情稳定，饮食规律，如没有使用口服降糖药物的禁忌证，可恢复为口服降糖药治疗。二甲双胍建议在肾功能稳定后使用，术后建议至少48小时后方可使用。

（3）对于围手术期新诊断和/或降糖方案有改变的糖尿病患者，医护人员应重视出院前宣教，并建议内分泌专科随诊。

（四）手术时机的选择

1. 血糖平时控制较好、糖化血红蛋白处于理想状态、即便在短期内出现应激性血糖升高的患者在经充分评估后还是可以行择期手术。但对平时血糖调控制不佳的患者，应综合评估，对HbA1c＞8.5%的患者应停手术。

2. 糖尿病患者如果出现高血糖急性并发症，择期手术应停止并邀请内分泌科医师会诊，同救治高血糖危象患者。

（五）围手术期的血糖监测

1. 围手术期血糖测量方法

床旁快速血糖仪测量指尖血糖推荐用于血流动力学稳定的患者血糖监测。当存在严重低血糖时，此时应该抽血做静脉血的血糖检测来进行验证。

2. 围手术期血糖监测频率

正常进食患者的血糖监测：空腹血糖、三餐后血糖、睡前血糖。对禁食的患者的血糖监测是每间隔4～6小时监测一次血糖。

术中血糖监测：建议术中每1～2小时监测一次血糖。

危重患者、接受大型手术者在术中使用持续静脉输注胰岛素时，监测应缩短到每半小时至1小时做一次监测。接受体外循环的手术的患者，降温复温期间可能出现血糖的剧烈波动，建议每15分钟监测一次。

当血糖≤3.9 mmol/L时，需立即进行低血糖的救治，严格按照低血糖处置流程，每5～15分钟监测一次血糖，直到低血糖完全纠正，继续予以密切血糖监测，并查找低血糖的可能原因。

（六）低血糖的预防及处理

1. 低血糖的危害超过高血糖

脑细胞对缺氧极为敏感，当血糖≤2.8 mmol/L时，患者就可出现嗜睡、昏迷、烦躁不安等多种形式的认知障碍；持续时间较长的严重低血糖（血糖≤2.2 mmol/L）将造成不可逆转的脑细胞死亡，危及患者生命。有报道称在围手术期只要有过一次的低血糖的发生就可以增加围手术期死亡率。

2. 低血糖重在预防和及时发现

衰弱、合并严重感染、肝功能不全、肾功能不全的患者更容易发生低血糖。长期血糖控制欠佳的糖尿病患者可能在血糖下降至正常水平即出现低血糖反应。对于脑损伤患者，不应将血糖控制在5.6 mmol/L以下。在临床工作中，需警惕不易被发现的低血糖患者，如接受全身麻醉手术的患者等。

3. 静脉胰岛素输注患者低血糖的预防

静脉输注胰岛素患者，当血糖≤5.6 mmol/L应高度警惕，并重新调整胰岛素的输注速率，防止低血糖的发生。

当血糖≤3.9 mmol/L，需立即停止胰岛素输注，并予以升糖处理。对发生低血糖的患者，需仔细筛查可能的原因，避免低血糖的再次发生。

许　丹　张　晋

六、静脉血栓栓塞症的防治

静脉血栓栓塞症（venous thromboembolism，VTE）是指血液在静脉血管内异常凝结，导致血管不同程度的阻塞，主要包括深静脉血栓形成（DVT）和肺血栓栓塞症（PTE）。静脉血栓栓塞症具有高发病率、高死亡率、高漏诊率等特点，一直是被忽略的医疗纠纷隐患。2016年5月乐山市人民医院成立院内VTE防治小组，指导全院临床科室开展VTE防治工作，贯穿手术患者围手术期。2019年6月引进"VTE管理系统"，推动VTE防治工作信息化建设，致力于打造"智慧"无栓病房并形成"乐山经验"，而做好VTE的防治工作则无疑会给患者术后加速康复带来巨大帮助。

（一）VTE防治的必要性

外科手术患者是VTE发生的高发人群，其危险因素离不开血栓形成三要素，即血流缓慢、高凝状态和血管内皮损伤。创伤、手术、术中气腹、麻醉、高龄、VTE病史、肿瘤、卧床等均为VTE发生的危险因素。据国外研究报道普通外科围手术期患者DVT发生率为10%~40%，若患者合并恶性肿瘤VTE发生率则明显增高，恶性肿瘤为非肿瘤患者的4~7倍。同样有数据显示，如采取合适的预防措施，DVT相对风险可下降50%~60%，PTE相对风险可下降近67%。可见，外科医生需高度重视VTE的预防，并采取相应的防治措施，即便在LEER模式下的加速康复外科亦是如此。

（二）VTE风险和出血风险评估

抗凝治疗本身具有潜在出血并发症，故针对普通外科手术患者，除评估VTE风险，还需评估出血风险。VTE风险和出血风险均需动态评估，评估时间节点包括入院时、手术后、病情重大变化、转科、出院前，根据评估结果决定是否采取VTE预防和采取什么预防措施。

1. VTE风险评估

对外科手术患者进行VTE的风险评估，我们采用目前推荐使用的Caprini风险评估模型进行，借助评估量表计算患者的风险分数，根据分数把患者分为非常低危、低危、中危和高危四个风险等级。详见表6-5和表6-6。

表6-5　Caprini静脉血栓风险评估量表

1分	2分	3分	5分
年龄41～60岁 小手术 体质指数>25 kg/m^2 下肢肿胀 静脉曲张 妊娠或产后 有不明原因的或者习惯性流产史 口服避孕药或激素替代疗法 感染中毒症（<1个月） 严重肺病，包括肺炎（<1个月） 肺功能异常 急性心肌梗死 尤血性心力衰竭（<1个月） 炎性肠病史 卧床患者	年龄61～74岁 关节镜手术 大型开放手术（>45分钟） 腹腔镜手术（>45分钟） 恶性肿瘤 卧床>72小时 石膏固定 中央静脉通路	年龄≥75岁 VTE史 VTE家族史 凝血因子V Leiden突变 凝血酶原G20210A突变 狼疮抗凝物阳性 抗心磷脂抗体阳性 血清同型半胱氨酸升高 肝素诱导的血小板减少症 其他先天性或获得性血栓形成倾向	脑卒中（<1个月） 择期关节置换术 髋、骨盆及下肢骨折 急性脊髓损伤（<1个月）

表6-6　普通外科手术患者静脉血栓栓塞症（VTE）风险分层

风险分层	普通外科手术	无预防措施时，预计VTE基线风险（%）
非常低危	Caprini评分0	<0.5
低危	Caprini评分1～2	0.5~1.5
中危	Caprini评分3～4	1.5~3.0
高危	Caprini评分≥5	3.0~6.0

2. 出血风险评估

对于所有中高危VTE风险患者，在采取个体化预防措施前均应行出血风险评估，出血危险因素如表6-7所示，危险因素越多，出血风险越高。

表6-7 外科住院患者出血危险因素

基础疾病相关	手术相关
活动性出血 3个月内有出血事件 严重肾功能或肝功能衰竭 血小板计数<50×10^9/L 未控制的高血压 腰穿、硬膜外或椎管内麻醉 术前4小时～术后12小时 同时使用抗凝药、抗血小板 治疗或溶栓药物 凝血功能障碍 活动性消化道溃疡 已知、未治疗的出血疾病	腹部手术：术前贫血/复杂手术 （联合手术、分离难度高或超过 一个吻合术） 胰十二指肠切除术：败血症、 胰漏、手术部位出血 肝切除术：原发性肝癌，术前 血红蛋白和血小板计数低 心脏手术：体外循环时间较长 胸部手术：全肺切除术或全肺 扩大切除术 开颅手术、脊柱手术、脊柱外伤、 游离皮瓣重建手术

（三）VTE预防策略及方法

1. VTE预防策略

建议外科患者术后早期下床活动；VTE风险非常低危者无须使用机械或药物抗凝措施；低危及以上风险者根据VTE风险及出血风险选择机械或（和）药物预防措施。住院期间动态评估患者并及时调整预防策略，预防策略如下。

（1）不伴有高出血风险者，VTE风险为低危者推荐使用机械预防，首选间隙充气加压泵（IPC）；中危者推荐使用机械或药物预防；高危者建议药物预防同时使用机械预防。

（2）伴出血并发症或高出血风险者，所有VTE风险等级患者均首选机械预防，直至出血停止或风险降低后可启用药物预防。（表6-8）

表6-8 普通外科静脉血栓栓塞症（VTE）患者术前预防措施推荐

VTE风险	出血风险	预防措施
非常低危	—	早期活动，无须使用机械或药物抗凝措施
低危	—	机械预防措施，建议使用间隙充气加压泵（IPC）
中危	不伴高出血风险	低分子肝素、普通肝素或使用IPC
中危	伴高出血风险	使用IPC
高危	不伴高出血风险	低分子肝素、普通肝素，建议同时使用机械预防措施，如使用IPC
高危	伴高出血风险	使用IPC，直至出血风险消失可启动药物预防
高危但对肝素类药物禁忌的患者	不伴高出血风险	磺达肝癸钠，小剂量阿司匹林，建议同时使用机械预防措施，如使用IPC
高危的腹盆腔肿瘤手术患者	不伴高出血风险	延长低分子肝素预防（4周）

2．VTE预防时间

（1）一般手术患者：推荐预防7~14天或直至出院。

（2）高危的腹盆腔恶性肿瘤手术患者：推荐使用低分子肝素预防4周。

3．具体预防方法

VTE预防措施分为一般预防措施、药物预防和机械预防，其中药物预防首选肝素类药物，如普通肝素（UFH）、低分子肝素（LMWH），机械预防首选间隙充气加压泵（IPC）和梯度加压弹力袜（GCS）。

（1）药物预防

①低分子肝素：推荐术前12小时给药。不同低分子肝素预防剂量不同，如依诺肝素4 000 IU皮下注射，1次/天。

②普通肝素：5 000 U皮下注射，2次/天，可在术前2小时开始给药。

③磺达肝癸钠：对于VTE高危不伴高出血风险的患者，若对肝素类药物有禁忌如肝素诱导的血小板减少症（HIT），可考虑使用磺达肝癸钠，2.5 mg皮下注射，1次/天，术后6~8小时开始给药。

（2）机械预防

①梯度加压弹力袜：临床使用较多为膝长型和腿长型，其中腿长型优于膝长型，建议尽可能全天穿着，但需每日评估患者下肢及弹力袜情况。

②间歇充气加压泵：建议每天使用时间至少18小时。

（四）VTE预防禁忌证

1．肝素类药物禁忌证

（1）活动性出血。

（2）活动性消化道溃疡。

（3）凝血功能障碍。

（4）恶性高血压。

（5）细菌性心内膜炎。

（6）严重肝肾功能损害。

（7）既往有肝素诱导的血小板减少症（HIT）。

（8）对肝素过敏者。

2．机械预防禁忌证

（1）梯度加压弹力袜（GCS）

①下肢有坏疽、皮炎、皮肤移植、静脉结扎等疾患；②由严重的下肢动脉硬化导致腿部血液循环不良；③由于充血性心衰导致肺水肿或下肢大面积水肿；④下肢畸形或严重变形。

（2）间歇充气加压泵（IPC）

①下肢有坏疽、皮炎、皮肤移植、静脉结扎等疾患；②由严重的下肢动脉硬化导致腿部血液循环不良；③由于充血性心衰导致肺水肿或下肢大面积水肿；④下肢畸形或严重变形；⑤腿部已形成血栓。

（五）抗栓治疗的注意事项

1. 抗栓治疗与出血

抗栓治疗后出血是临床实践中经常遇到的问题，应根据出血严重程度采取相应的措施，如合并大出血，特别是危及生命者，应立即停止抗栓治疗，给予快速逆转药物、输注血液制品等，同时查找出血原因，行针对性治疗。合并小出血，通常对全身影响小，通过局部处理止血，如压迫止血，可暂不停用抗栓治疗。以下为出血时抗凝药物拮抗剂的使用方法。

（1）低分子肝素

低分子肝素在使用鱼精蛋白拮抗时需了解抗凝药物末次使用时间，如末次使用8小时以内，鱼精蛋白1 mg/100 U；末次使用8~12小时，鱼精蛋白0.5 mg/100 U；末次使用超过12小时无须特殊处理。

（2）普通肝素

鱼精蛋白对普通肝素拮抗作用明显，亦需了解抗凝药物末次使用时间，如末次使用4小时以内，鱼精蛋白1 mg/100 U；末次使用4~6小时，鱼精蛋白0.5 mg/100 U；末次使用超过6小时无须特殊处理。

2. 抗栓治疗与肝素诱导血小板减少症（IIIT）

肝素诱导的血小板减少症（HIT）通常在使用肝素类药物后5~10天发生，主要表现为动静脉血栓形成和血小板减少。在使用肝素或低分子肝素抗凝治疗前，应常规检查全血细胞计数；在使用肝素类抗凝药物后，应每2~3天检查1次血常规了解血小板变化，若血小板计数下降超过基线值50%应考虑发生HIT。

临床上一经诊断或高度怀疑HIT，应立即停用肝素类抗凝药物，予以非肝素类抗凝药物替代，如阿加曲班、比伐卢定和磺达肝癸钠。

3. 抗栓治疗与麻醉

患者在使用抗凝药物治疗过程中，术前行椎管内组织麻醉，临床医生需注意末次给药与硬膜外穿刺的时间间隔，因为可能会引起椎管内血肿等严重并发症。术后拔除硬膜外导管，同样需要注意导管拔除与再次给药的时间间隔，以避免硬膜外血肿的发生。具体时间间隔见表6-9。

表6-9 围手术期抗栓治疗时间间隔（小时）

	末次给药与硬膜外穿刺时间间隔	硬膜外穿刺后首次给药时间间隔	硬膜外导管拔除与再次给药时间间隔	末次给药与硬膜外导管拔除时间间隔
肝素皮下注射	6	1	6	1
低分子肝素	12	6	12	6

李凡敏

七、针灸与物理治疗对器官功能的维护与促进作用

针灸是中医特色疗法之一，包括了耳穴贴压、针刺、艾灸、经皮穴位电刺激、穴位注射、电针等治疗方法。中医讲究"固本培元"的整体观和"辨证施治"的理念特点和"以人为本"的人文思想是符合ERAS理念的。近年来，围手术期针灸的应用已积累了较为丰富的临床实践经验，在镇静镇痛、促进胃肠功能恢复、减少术后并发症等方面疗效显著，对于促进手术后患者快速康复具有一定的指导意义，甚至有学者提出了"围手术期针灸医学""围手术期中医加速康复外科"的新概念。物理治疗在康复治疗中占据主体，它可以通过功能训练、手法治疗以及各种物理因子（声、光、冷、热、电、磁、水等）治疗的方式改善人体的相关功能障碍。

（一）术前措施

1. 康复宣教

充分的宣教能缓解不良情绪。同样通过针灸可以达到调整阴阳，镇静安神，能有效缓解焦虑情绪。

2. 心肺功能评估及术前训练

术前对患者进行心肺功能评估的主要目的在于判断患者是否存在手术风险。术前心肺运动测试用来预测在胸腹手术中手术风险及术后恢复的作用已经被证实。术前训练主要在于训练患者主动深吸气运动以增强参与呼吸的肌肉的强度，并针对患者心肺情况制订相应的有氧运动计划，从而改善患者有氧代谢能力。

3. 缓解疼痛

中医通过穴位针刺或电刺激，可以达到疏通经络，能有效抑制痛感。

4. 减轻机体应激反应

术前通过适当的针灸方式进行穴位刺激则可以减轻机体应激反应，使机体能够更好地应对手术和麻醉刺激，降低术后自主神经功能损害程度，增强迷走神经活性，一方面可以促进术后胃肠蠕动，提高胃肠恢复功能；另一方面可以通过减少不良刺激的

传入来减轻术后疼痛。

（二）术后处置

1. 缓解疼痛、促进器官功能恢复

由于手术创伤会引起患者术后剧烈疼痛，而这种疼痛中医认为当属"不通则痛"，辨证属于虚实夹杂，多为"气虚血瘀、痰凝湿阻"。因此临床上在术前、术后均可采用耳穴、针刺、经皮穴位电刺激等进行辅助镇静镇痛。物理治疗中的物理因子治疗如超短波、音频电流治疗，因分别具有其特殊的作用特点及机制，可作用于器官促进炎性物质吸收、改善循环从而起到消炎、镇痛、减少组织粘连作用，而有效的疼痛管理可进一步改善术后器官的肿胀情况。

2. 改善肠麻痹

尽管手术前后采取积极的防治措施，术后仍有部分患者出现胃肠功能紊乱，尤其是腹部手术患者，常表现腹胀、腹痛、肠鸣音减少等肠麻痹症状。物理因子治疗中低频脉冲电治疗可有效改善术后患者的肠蠕动，减轻术后患者肠胀气，改善肠麻痹。中医认为术前肠道准备从理论上讲就已扰乱脾胃功能，脾胃虚弱，则运化失司；手术创伤又耗伤正气、损伤经络，导致肠道屏障功能（脾胃之气）损伤，易引起术后胃肠功能紊乱。大量实验研究和临床观察表明针灸可以提高血浆中胃动素水平，在促进术后胃肠功能恢复方面有着独特优势。在治疗中可选取穴位亦较多，足三里、上巨虚、下巨虚，分别为胃经、大肠经、小肠经的下合穴，三者合用具有调畅气机、调和肠胃的作用。内关具有和胃降逆、镇静镇痛等多重作用。对于腹部手术患者，为避开手术伤口及便于操作，主要选取四肢穴位进行干预。另一方面，术中低体温或药物寒凉可导致阳气不舒、营卫失调，进而引起中焦虚寒，故而穴位艾灸或热疗亦可有效缓解胃肠不适。但一般来讲，"未病先防"，术前干预效果优于术后。

3. 预防术后恶心呕吐

一般认为，术后恶心呕吐是由于手术创伤或是使用阿片类镇痛药物刺激，导致的气血改变、影响了机体气机的升降出入，即中气不足，胃气和降不利而上逆所致。针灸当从调畅气机着手。其作用机制的研究尚未明确，或通过抑制呕吐中枢，或调节胃肠激素分泌，或通过对迷走神经的影响等发挥防治作用。临床上，膈俞、足三里、内关穴和耳穴的应用较多，可有效代替止呕药物的作用，可以减少术后恶心呕吐发病率，能提高患者满意度。

4. 改善储尿或排尿功能

中医认为尿潴留乃膀胱经气受损，气化功能失司，下焦决渎无力。对于拔除导尿管后出现的尿潴留针刺可以疏通经络、调理气血，减少导尿所致的尿路感染，同时可避免留置尿管给患者造成的心理负担。临床常用三阴交、膀胱俞、中极、水道等穴位

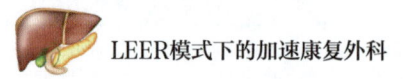

进行电针刺激。物理因子治疗中的电刺激疗法可通过对患者储尿期及排尿期的运动神经的不同刺激从而改善患者膀胱功能。

5. 术后呼吸功能物理治疗

在术后呼吸功能物理治疗中主要包括两个部分，一部分为呼吸功能训练，另一部分为气道廓清。手术可能会导致患者出现术后疼痛、呼吸功能受限、咳嗽咳痰无力、长期卧床等，若能帮助患者在术后清醒后及早进行呼吸训练及有效的咳嗽，可在一定程度上有效地减少术后肺部并发症的发生。

针灸与物理治疗二者在加速康复外科中可单独应用也可配合应用，二者不仅在术前、术后均可通过以上多个方面对患者的器官起维护及促进作用，而且可缩短平均住院日，促进患者快速康复是非常有益的。

罗忠纯　程　焱

八、体能训练的促进作用

临床上，患者因受术后疼痛、体力下降等多种因素的影响，术后早期活动配合不佳，依从性差。宏观上这将影响早期机体的外在活动，而微观上也必然影响机体及其组织、器官功能的恢复。对此，为了术后机体功能的早动，术前必须加强对患者体力的训练和加强，这是一项有益术后加快患者机体功能恢复的措施，也是LEER模式加速康复外科的阶段目标之一。目前关于术后早期活动，当然这里指的活动通常是指的外在运动，目前尚无统一的定义，从早期的被动翻身、床旁理疗，到主动下床活动的时间也无明确的界定，我们考虑的早期肢体等的外在运动应从术后麻醉复苏后的6小时起至术后72小时，即术后第3天机体的应激期结束后为早期，常常对不涉及消化道重建的手术以术后6～8小时到术后第1天开始进饮、进食，而对有消化道重建的常在术后第3天开始进饮、进食为早期。其他运动可视情况按护理常规逐渐执行。

另外，早动的目的还有另一层意思，那就是要全面改变过去只认为术后卧床、休息可以减轻疼痛，减轻应激，降低氧耗有利的一面，还必须要明白术后卧床时间过长可并发如肺不张、肌肉萎缩、微血管功能障碍、血栓性疾病、压力性损伤等。因此，在LEER-ERAS模式中早动也是必须执行的重要目标之一。

（一）体能评估

患者在预约入院或者正式入院后，其体能情况由医疗小组协同康复管理工作人员完成评估。我们常使用6分钟步行试验（6 minutes walking distance test，6MWDT），或者是心肺功能试验来作为评估患者体能状态的指标。

另外，由于吸烟会增加术后发生心肺相关并发症的风险，因此，在体能评估时应评估患者有无吸烟史包括吸烟时长和烟量，有吸烟史的患者术前应积极戒烟。

（二）术前体能训练

心肺功能状况是影响术后30天内的病死率重要指标之一，改善心肺功能的重要措施就是术前积极的体能训练。对于体能评估存在心肺功能不全风险者，我们要求患者在康复管理工作小组成员的指导下完成《ERAS围手术期康复操》和爬楼训练，通过康复操在患者卧位、坐位、站立、行走四方面的训练，来提升患者术后体能锻炼的依从性，提高心肺功能。

（三）术后体能锻炼

术后早动是加速康复外科重要措施，已经得到广泛认可。我们主张在患者术后清醒后即开始术后的体能锻炼，从卧位的踝泵运动、腕部运动开始，逐步按"4S训练"流程进行，整个过程在器官功能运动与康复管理护理工作小组成员的指导下完成，动态评估患者的状态，调整体能锻炼的运动量。

付金强　杨　洁

第三节　营养评估与干预

一、营养监测与评估

（一）人体成分检测在营养评估中的作用

人体成分检测是通过人体成分分析仪对人体组成成分进行分析，从而了解人体组成成分包括体水分、蛋白质、无机盐、体脂肪、骨骼肌等含量及分布相关营养数据的变化。从分析结果来判断患者的营养状况。

（二）人体成分分析仪的临床应用

人体成分是指人体的各组织器官的成分的总称，其含量和比例在一定程度上反映机体的健康水平和营养状况，是对患者一段时间内的营养摄入、丢失和需求情况进行临床营养评估的重要依据。

1. 预测临床结局

人体组成成分评估能够通过评估身体组成成分获得瘦体组织丢失确切的定量检测数据。瘦体组织可用来评估住院患者的营养状况。

2. 检测反映营养治疗效果

人体组成成分评价法有助于监测手术、感染、肿瘤等许多疾病患者营养治疗的效果。该方法可以通过瘦体组织和脂肪组织的含量来提示身体质量的变化及变化程度。

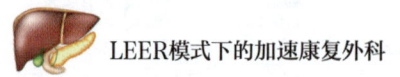

3．有助于指导优化治疗

人体组成成分分析通过提供瘦体组织或脂肪组织成分为调整临床治疗提供依据，对疾病特异性治疗如使用最佳药物剂量、评估治疗效果及可能的毒性等方面，包括营养治疗本身都具有广泛的应用价值。瘦体组织丢失会降低对肿瘤化疗的耐受性和有效性，应根据瘦体组织丢失程度相应调减化疗药物用量剂量以减少化疗毒性作用。

4．监测体重管理及过程

人体成分分析仪可以通过测量机体骨骼肌与脂肪，并通过两个指标的相对含量来判断受试者的肥胖状态。而且在肥胖诊断项目中能更加详细地给出BMI（体质指数）、体脂百分比、腰臀脂肪比率以便于更加准确的判断真实肥胖度。从而早期发现内脏脂肪型的腹部肥胖风险，减少高血脂、高血压、糖尿病等慢病的发生。

5．筛查骨质疾病（骨质疏松、脊柱、关节）

人体成分分析仪通过对骨质量的检测，了解肌肉均衡性和脂肪含量。脂肪量和肌肉缺乏导致骨质量的缺乏和骨密度低下，为骨质疏松确诊提供科学依据。

6．浮肿诊断与检测

人体成分分析仪通过测量细胞内液和细胞外液，可以测量出人体细胞内液与细胞外液比率是否均衡以及水肿发生的部位，从而指导治疗和治疗前后的效果对比。

（三）营养状况的评价

营养状况评估指标一般有三项，①营养风险是指出现的与营养因素有关的对患者产生不良临床结局（临床并发症等）的风险；②营养风险筛查方法简捷，可以发现存在营养风险的患者，能快速制定营养计划实施营养干预；③营养评估对需要进一步进行营养评估的患者，通过人体测量生化指标、临床症状、膳食调查、环境和家庭等因素，细分患者营养状况，评估营养不良程度，对应实施营养治疗。

1．营养筛查与评估量表

常用营养筛查与评估量表：包括NRS2002、主观整体评估（SGA）、MNA

（1）NRS2002（表6-10）适用于成年住院患者营养风险筛查，分为初次营养风险筛查和再次营养风险筛查。初次营养风险筛查采取口头问答，主要内容包括BMI是否小于18.5 kg/m^2、此前三个月是否有体重下降、此前一周摄入食物是否减少、是否有严重疾病等四个方面的问题。凡有一项以上为肯定回答者，均应列为再次营养风险筛查对象，进一步对疾病严重程度、营养状态和年龄等状况进行量化评分，总分达到或超过3分的，提示可能存在营养风险。

表6-10　营养风险筛查评分简表（NRS-2002）

A. 疾病严重程度评分（取最高分）	
0分	正常营养需求
1分（任一项）	一般恶性肿瘤、髋部骨折、长期血液透析、糖尿病、慢性疾病（如肝硬化、慢性阻塞性肺病）
2分（任一项）	腹部大手术、脑卒中、重症肺炎、血液恶性肿瘤
3分（任一项）	颅脑损伤、骨髓移植、APACHE Ⅱ评分大于10分的ICU患者
B. 营养状况受损评分（取最高分）	
0分	正常营养状态
1分（任一项）	近3个月体重下降＞5% 近1周内进食量减少25%～50%
2分（任一项）	近2个月体重下降＞5% 近1周内进食量减少50%～75%
3分（任一项）	近1个月体重下降＞5% 近1周内进食量减少＞75% 体质指数＜18.5 kg/㎡伴有一般情况差
C. 年龄评分	
1分	年龄≥70岁
总分（A+B+C）	

（2）主观整体评估

主观整体评估（Subjective global assessment，SGA）是目前临床营养状况评估的金标准，是通过患者病史资料收集和体格测量指标，对患者营养状况做出全面评估。

（3）PG-SGA量表

PG-SGA（表6-11）是专门为肿瘤患者设计的营养状况评估方法。具体内容包括：即体格检查、膳食史、临床症状、活动能力、疾病状态与营养需求以及与代谢方面的需要，并通过定量分析结合定性分析进行总体评估。定量评估总分为七个方面的评估积分的总和。定性分析一般将患者的营养状况分为：①营养良好；②可疑或中度营养不良；③重度营养不良。定性分析和定量分析之间的相关性可以量化，即营养良好相当于0～1分，可疑和中度营养不良相当于2～8分，重度营养不良相当于大于等于9分。

表6-11　PG-SGA量表

内容	A级 （营养良好）	B级 （轻度或疑似营养不良）	C级 （重度营养不良）
体重	没有体重丢失或近期无体液增加	1个月内体重丢失 0~5%（或6个月内体重丢失 10%）或体重不稳定或无增加（如体重持续丢失）	1个月内体重丢失>5%（或6个月内体重丢失>10%）或体重不稳定或无增加（如体重持续丢失）
营养摄入	无缺乏或近期显著增加	摄入减少	摄入严重减少
营养相关症状	无或近期显著改善	有营养相关的症状（PG-SGA）	有营养相关的症状（PG-SGA）
功能	无下降或近期显著改善	中度的功能下降或近期恶化	功能下降或近期严重恶化
体格检查	无缺乏或慢性改变但近期好转	轻、中度的脂肪减少和（或）肌肉丢失和（或）肌张力下降	明显的营养不良迹象（如组织重度丢失、水肿）

（4）微型营养评价

微型营养评价（mini nutrition assessment，MNA）是专门为老年人开发的营养状况评估工具，其应用最佳人群为65岁以上严重营养不足的患者。这个工具不仅应用于住院患者，还适用于社区居民和白蛋白及体质指数正常的人群，可以预测健康结局。

2. 营养不良

营养不良（malnutrition）是指营养过剩和营养不足造成的营养素失衡。根据营养素摄入情况，将营养不良分为三种类型。

（1）单纯性营养不良，是由于长期热量摄入不足所致，常见慢性疾病或长期饥饿的，患者体型干瘦患者，主要表现为脂肪和肌肉消耗，身体成分分析可见患者躯干、内脏肌肉量明显减少，血浆白蛋白降低显著、皮褶厚度和上臂围减少等。

（2）低蛋白型营养不良，由于长期蛋白质摄入不足或创伤感染等应激因素导致患者血浆白蛋白、淋巴计数等明显下降。患者有毛发脱落、水肿、伤口经久不愈，甚至发生严重感染临床表现。

（3）混合型营养不良，为蛋白质和热量摄入不足所致，属极度营养不良。患者多为肿瘤患者或消耗性疾病的患者。

3. 营养评估临床意义

（1）指导临床治疗。通过营养评估，可以精准锁定营养不良患者，采取分型分类，针对性实施营养教育营养支持。

（2）改善临床结局。定期评估，尽早干预，可以改善患者营养不良状况，提高患者对治疗的反应性、耐受性和生活质量，减少因营养不良而产生的发病率、死亡率，从而改善患者的临床结局。

（3）节省住院费用。尽早开展营养评估，提高患者营养不良诊断率，及时进行营养干预，有助于患者病情转归，缩短治愈时间，减少治疗住院费用。

二、营养干预与治疗

营养干预（图6-2）的实施旨在解决营养问题，重点解决任何与营养有关的病因。营养干预包括食物和营养治疗、营养宣教、营养门诊。干预措施应该符合个体化的特殊性。

手术创伤所引起机体产生的一系列内分泌和物质代谢改变，导致体内营养物质消耗增加，若没有及时足够的营养治疗，患者会出现营养不良，尤其是创伤、手术后、恶性肿瘤等患者，往往导致患者对手术的耐受力下降，术后感染、切口愈合缓慢等并发症发生率增加。对预后产生不利影响。因此，围绕手术期的营养干预十分重要。实施营养干预与治疗，首先应评估患者胃肠道功能，以选择合适的营养治疗路径，按照营养治疗决策流程进行营养治疗管理。

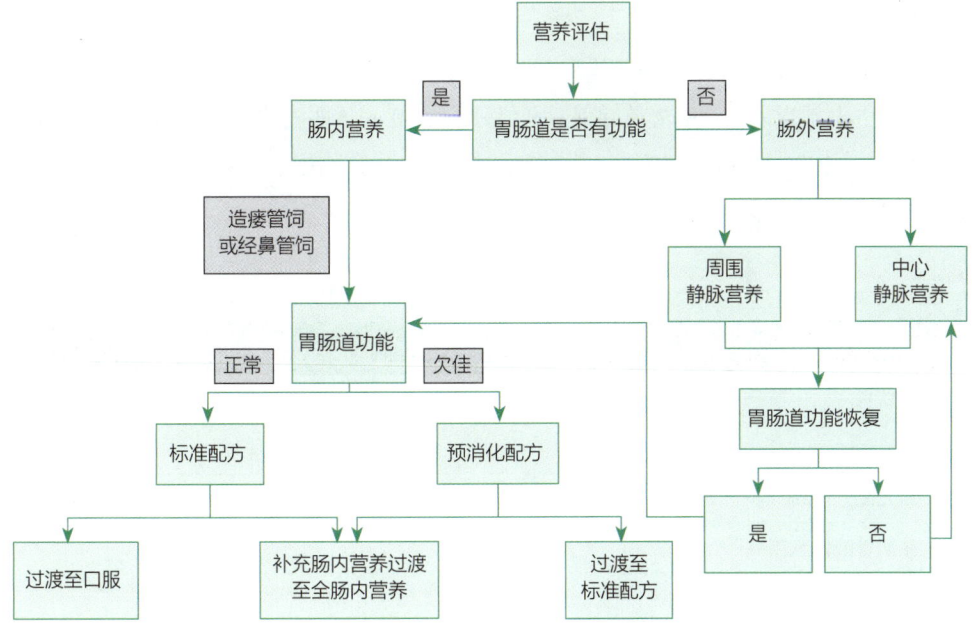

图6-2　营养决策流程图

（一）术前营养干预与治疗

1．术前存在营养不良患者

若胃肠道有功能，则推荐使用口服营养补充剂（Oral nutritional supplement，ONS）≥7天，ONS的使用量为饮食加ONS达到机体需要量，或除饮食外ONS至少达到400 kcal/d；若胃肠道没有功能或肠内营养无法满足患者营养需求，则选择肠外营养支持，推荐营养支持时间应小于半月，重度营养不良患者，可酌情延长至1月。

2．计算患者能量需要

能量需求=基础能量消耗（BEE）×活动系数×体温系数×应激系数

BEE按Harris-Benedict公式：

男性：BEE（kcal）= 66.4730 + 13.7516（kg）w + 5.0033（cm）s − 6.7550（y）a

女性：BEE（kcal）= 655.0955 + 9.5634（kg）w + 1.8496（cm）s − 4.6756（y）a

BEE（basic energy expenditure），单位为千卡（kcal）。公式中w（体重）数值单位为千克，s（身高）数值单位为厘米，a（年龄）数值单位为年。

活动系数：卧床1.2，下床活动1.25，正常活动1.3

体温系数：38℃取1.1，39℃取1.2，40℃取1.3，41℃取1.4

3．蛋白质供给

可按1.2 ~ 2.0 g/（kg·d）给予，其中50%以上应为优质蛋白质。肝肾功能异常及其他特殊情况除外。

（1）术前1天可给予无渣整蛋白型50 g+温开水200 ml，每日4 ~ 5次。

（2）手术当天，在麻醉诱导前2小时口服≤500 ml透明液体是安全的。可在术前6小时给予无渣低脂型流质200 ml；术前2小时纯碳水化合物清流质200 ml。推荐各类食物手术麻醉建议禁食时间（表6-12）。

表6-12　手术麻醉建议禁食时间

食物种类	最短禁食时间（小时）
清饮料	2
母乳	4
婴儿配方奶粉	6
牛奶等液体乳制品	6
淀粉类固体食物	6
油炸、脂肪及肉类食物	8

（二）术后营养干预与治疗

1. 术后早期恢复经口进食

早期进食对患者术后恢复至关重要，如果没有肠道功能障碍患者，一般都推荐在术后24小时内，通过膳食或ONS摄入高蛋白质营养提供肠内营养，传统的流质饮食是不能满足患者营养需求的，因此不建议常规使用。无肠道功能障碍的消化道手术患者，同样可以使用ONS提供营养支持。肠内营养支持达不到目标营养需要时，也可以依次考虑使用管饲肠内营养和肠外营养联合，但不建议术后早期应用肠外营养。

（1）术后当天营养治疗方案。

①术后24小时（患者清醒后有明显饥饿）：温开水10 ml/次，适时口服；碳水化合物清饮料，10 ml/次，适时口服；②术后48小时（患者明显饥饿）：碳水化合物清饮料，20~40 ml/次，适时口服；③术后72小时（患者明显饥饿）：无渣短肽型25 g+150 ml温开水/次，4次/日，缓慢经口饮用。

（2）术后4~5天营养治疗方案。无渣整蛋白型50 g+温开水200 ml/次，4~6次/日。

2. 行4级手术或术后仍存在严重营养不良风险的患者的营养干预与治疗

对于这类患者均应给予较长时间的ONS。营养治疗依然遵循个体化原则，具体方案可参照术前营养支持方案。

ERAS围手术期营养支持应覆盖患者治疗全过程，包括术前、术后以及出院后营养随访。营养支持遵循"有胃肠功能首选肠内，口服优先，蛋白质足量提供"的原则。提倡建立出各方专家共同组成的营养管理小组。制定营养治疗方案既要遵循循证医学证据，也要符合患者胃肠道功能。体现个性化营养支持方案，是可以加速患者康复。

张　艳　马文娟

第四节　精神与情绪的调节和治疗

手术患者由于面临接受手术治疗的巨大心理压力和手术本身带给患者身体的创伤影响以及部分患者既往可能存在精神、心理障碍，这些因素叠加将会加重患者术后心理负担而诱发术后精神、心理障碍。外科患者中精神障碍的患病率估计为15%~50%。在综合医院里，精神科医生为外科病房的患者提供心理和精神科会诊协助术前相关问题的干预和处理，术后会诊则是对手术后出现的心理、精神相关问题的评估和治疗。另外，外科病房的医护人员也需要对常见的精神、情绪障碍进行识别和及时处理。

外科手术患者的精神情绪调节治疗主要分为术前和术后调节和治疗。术前外科医师需要有对手术患者进行精神心理疾病和人格类型的初步评估，术前精神心理状态的评估，必要时请精神科医师会诊。术前常出现的情绪障碍有术前焦虑、恐惧，术前过度焦虑的患者可采取认知行为治疗、松弛治疗、心理社会支持等。术后患者常出现失眠、焦虑、情绪低落、兴趣下降、精神不振、全身多处不适等以焦虑、抑郁为主要症状的常见精神情绪障碍，可通过抑郁自评和他评量表，医师访谈进行正确评估诊断治疗，及时给予抗抑郁药物治疗和心理社会治疗，尤其是加强医疗关注，家庭社会心理支持，严防自杀自伤消极意外。

需要重点强调是：病理性焦虑是术前、术后常见的一种消极的情感状态，其特征是无法控制的忧虑，是一种对压力疾病等过度担心和恐惧的体验，从而导致身体功能失调反应和负面后果，对持续时间长的且程度较重的病理焦虑是要考虑焦虑障碍的诊断。焦虑障碍主要分为惊恐障碍和广泛性焦虑障碍。广泛性焦虑障碍特点是过度忧虑和焦虑至少持续6个月，个人经历难以控制的忧虑，伴有躁动、疲劳、易怒和肌肉紧张、精神错乱、注意力集中困难和睡眠障碍等。惊恐障碍特点是反复出现意想不到的恐慌，在几分钟内达到高峰，在此期间出现心悸、心率增快、出汗、气短、窒息、胸痛、恶心或腹痛、害怕失去控制和/或害怕死亡等症状。具有上述症状的患者反复做心电图、心肌酶、甲状腺功能等各项检查无异常，需要考虑病理性焦虑的可能，可以通过焦虑自评和他评心理量表测评以及医师的访谈进行正确的诊断，及时给予药物治疗和心理治疗，促进患者心身全面康复。正确及时选择抗焦虑药物治疗会对患者的临床治疗结果产生重大影响，SSRIs类抗焦虑药物适用于所有的焦虑，副作用较小。焦虑的心理教育和心理治疗也非常重要。呼吸训练和渐进式肌肉放松训练是缓解焦虑比较有效的心理治疗方法，衰弱的身体状况会以压力的形式影响心理健康，疾病和手术会导致患者恐惧和无助，这种恐惧会在身体内引起战斗和逃跑反应，也被称为急性应激反应出现心跳和呼吸加快、肌肉紧张等一系列生理变化。大脑可通过自主神经系统来调节心率、消化和呼吸频率。呼吸训练和肌肉放松疗法可以通过调节自主神经功能缓解焦虑和身心压力。

术后抑郁患者的治疗：术后病理性抑郁情绪持续2周以上，符合DSM-5抑郁诊断标准时需要启动正规抗抑郁治疗，及时给予SSRI抗抑郁药物治疗，同时辅以心理治疗。有效的心理治疗的一个根本要素就是信任，当心理治疗的双方达成良好信任关系以后，治疗就起效了。常用的抑郁的心理治疗方法有：认知行为疗法、正念认知疗法、人际心理疗法、家庭治疗等。认知疗法的核心是改善抑郁患者的负性的思维方式——灾难化思维，如一次上班迟到，就会联想自己被开除，身体有点不舒服就怀疑自己得了绝症等。积极心理学之父塞利格曼认为抑郁是人类学习来的，那么快乐为什么不可以通过学习得到呢？因此他倡导积极心理学研究，认为不同心态造就不同的人，抑郁型人格悲观心态的人，倾向于将坏事认为是永久的，好事只是暂时的，而拥有乐观心态的人却相反。可以通过情绪日志家庭作业的方式对患者进行认知疗法，心理社会支持治疗。

术后谵妄是外科手术后患者常见的精神障碍，多见于高龄，接受各类大型手术患者。术后谵妄在术前有多种危险因素，包括年龄较大、使用酒精、认知功能损害（尤其是痴呆）、慢性共患病和治疗这些疾病的药物、急性病的严重程度以及手术的类型。术后睡眠-觉醒周期的改变、疼痛治疗不充分和用药（如用苯二氮䓬类药）增加了谵妄出现的可能性。谵妄也称急性脑病综合征，是一种意识障碍状态，谵妄状态时患者定向力和注意力明显受损，常伴记忆、认知、思维、情绪、精神运动、睡眠功能等紊乱，大多为急性起病（数小时到数天），病程波动（一天之内病情可有波动），通常夜间恶化。可以通过谵妄评估量表CAM辅助评估诊断。预防谵妄的方法有药物和非药物干预。术前的患者教育或准备有助于减少谵妄症状的发生率。谵妄的药物治疗当前是从主流精神障碍的药物治疗中衍生而来的；氟哌啶醇是治疗谵妄最常选用的神经阻滞药。它可以口服、肌内注射，美国食品药品监督管理局没有批准静脉注射这一途径。但氟哌啶醇避免用于创伤后脑损伤性谵妄，因为有研究认为多巴胺阻断剂对认知功能的恢复是有害的；当前，临床研究表明非典型抗精神病药如奥氮平等对于谵妄的治疗可能有效。

余会平

第五节　合理使用抗生素及医院感染控制

医院感染是目前临床工作中非常重要的工作之一，医院感染是指住院患者在院内获得的感染，包括在住院期间发生的感染和在医院内获得并在出院后发生的感染，但不包括入院前已开始或入院时已处于潜伏期的感染，同时医院工作人员在医院内获得的感染也属于医院感染。医院感染的控制是医疗质量管理不可或缺的重要内容，是医院安全有序运行的基本保障。除患者因素外，医院感染的发生主要与医务人员手卫生、环境与器械的消毒灭菌、抗菌药物的不合理使用、院感制度执行管理不到位等因素密切相关，直接关系到患者医疗安全和医疗质量，发生医院感染将加重患者的病

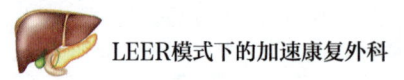

情、延长其住院时间，严重者甚至可能引起器官功能障碍和死亡的极端后果，给社会造成不良影响，同时医院感染也关乎医护人员的职业安全。因此做好医院感染的防控是开展临床工作的基本前提，是保障医疗质量和医疗安全的重要工作，这对患者的术后加速康复尤为重要，符合ERAS理念中安全出院的最终目标。

一、抗菌药物的合理应用

临床上抗菌药物的合理应用主要体现在以下两方面：一是有无使用的指征，二是种类的选择和使用方案是否恰当。只有合理的应用才能有效，才能减少副作用的出现，同时使耐药情况的出现尽可能地减少和延缓。所以，合理应用是保障患者术后加速康复的基本条件之一。

目前在我国临床抗菌药物使用非常广泛，2014年新英格兰杂志一篇评论指出我国人均每年使用抗菌药物为138 g，是美国人均年抗菌药物使用量的10倍，同时指出大众对抗菌药物的认识和需求、医生对合理应用抗菌药物相关专业知识的缺乏、医院和医生的经济收入因素、抗菌药物广泛易获得等因素是我国抗菌药物不合理应用的主要原因。不合理应用抗菌药物主要表现在使用抗菌药物适应证掌握不严格、抗菌药物种类和档次选用不合理、抗菌药物用药时机和疗程不规范、抗菌药物联合用药不规范等方面 。对此情况我们必须高度警惕和重视。

（一）不合理应用抗菌药物可能带来的危害

1. 延误病情或加重病情

不合理应用抗菌药物势必会不利于感染的防治，甚至导致围手术期患者感染发生或加重，使得患者的病情恶化，严重者甚至可能危及患者的生命。抗菌药物的使用品种、剂量、使用时机、使用方法、使用疗程等不恰当均会影响其抗菌效果，导致临床防治感染失败，导致感染不能有效防控。

2. 增加药物不良反应的发生率

抗菌药物的滥用无疑会增加抗菌药物相关不良反应发生，可能会对全身许多系统和器官带来严重损害，如肝脏、肾脏、造血系统、神经系统、消化系统等造成损害是最常见的。

3. 可能导致多重耐药菌感染发生

不合理的使用抗菌药物会促进和加快多重耐药细菌的产生，临床上使用得越多、应用时间越长，则出现细菌耐药的速度就越快，而且耐药的水平也会越高，从而加重患者病情并可能累及同病区的其他患者。2009年著名英国医学杂志《柳叶刀》一篇文章曾报道我国是世界上因抗菌药物不合理应用导致细菌耐药率增长最快的国家，因此我们必须高度重视这一问题的解决。

4. 引起住院时间的延长和医疗费用的明显增加，造成医疗资源的浪费

根据国内肖永红等的研究分析，每年由于抗菌药物使用不当造成的不良反应而需要通过住院或延长住院时间的患者为55.0万～263.4万人次，而在门诊患者中出现重度抗菌药物不良反应发生为1 473.8万人次。国内每年用于处理这类患者的费用高达29.1亿～139.3亿元，这将导致国内社会生产力失去3.4亿～16.2亿元。从这组数据可以看出不合理应用抗菌药物必将极大地加重患者、家庭和国家的经济负担。

（二）如何正确合理应用抗生素

我国于2012年颁布了相应的使用管理办法从制度方面规定了抗菌药物合理使用原则，在2015年重新发布了2015版的《抗菌药物临床应用基本原则》来进一步指导临床抗菌药物的合理使用原则。2015版分别就治疗性和预防性应用抗菌药物提出了更为详细、明确的使用原则，同时对非手术患者的预防性应用和侵入性诊疗操作患者的预防性应用都做了明确的规定和建议。另外它还就抗菌药物临床应用管理也做了详细规定，并详细介绍了各类抗菌药物的适应证和应用注意事项。另外，国内相关的专业学会及专科亦发布有抗菌药物使用的相关指南、专家共识、指导意见等文件。因此，临床医生应当严格遵照上述相关指导文件合理规范地使用抗菌药物。

蒋康怡

二、医院感染对普通外科专业住院患者的影响

医院感染是临床中最为常见的并发症之一，在外科手术术后发生率约在10%左右。外科手术医院感染的类型又包括手术部位感染、呼吸道感染、泌尿道感染、败血症等几大类。普通外科专业涉及面广、系统多，包括肝脏、胆道、胰腺、胃、十二指肠、小肠及结肠和直肠等手术，而肝脏不仅具有丰富的血供，其内还包含有与肠道相通的胆道，胃及肠道内不仅细菌多而且菌群复杂性，胰液极强碱性的特殊性又具有强烈的腐蚀性等特点均是普通外科专业术后极易发生医院感染是其专业特点。

普通外科专业部分手术操作的难度大，手术时间较长，手术创伤大，部分肿瘤患者长期恶病质所带来的免疫力低下，高龄、合并糖尿病等因素，都会大大增加医院感染发生的风险。既往大量报道已表明免疫力低下、高龄、合并糖尿病等基础疾病、切口分类、侵入性操作、手术时间和术中失血量等均是普通外科专业患者医院感染发生的危险因素。普通外科专业医院感染的发生势必会增加患者的住院时间，这不仅对患者的生存质量造成一定的威胁，同时也增加了一定的医疗成本。

医院感染的发生是与加速康复外科理念背道而驰的，为了更好地开展加速康复外科工作，做好院感防控，有必要了解医院普通外科专业的医院感染发生的危险因素、

感染菌群的分布特性，才能扎实做好普通外科住院患者医院感染的预防措施，加强监管力度，降低甚至杜绝医院感染的发生。

三、普通外科专业住院患者院感情况分析

以作者所在医院为例，回顾性分析作者医院普通外科2018年1月至2019年12月收治的2 574例行手术治疗患者的临床资料，其中158例患者发生医院感染，院感发生率为6.1%（见表6-13）。感染部位包括手术切口感染（67例，占42.4%），腹腔感染（36例，占22.8%），呼吸道感染（24例，占15.2%），泌尿系统感染（18例，占11.4%），其他感染（13例，占8.2%）。158例医院感染患者中，送标本培养153例，共分离病原菌146株，以革兰阴性菌为主（108株，占74%），其中大肠埃希菌67株，铜绿假单胞菌15株，鲍曼不动杆菌11株，肺炎克雷伯菌10株，产气肠杆菌5株；检出革兰阳性菌38株（26%），金黄色葡萄球菌19株，粪肠球菌11株，其中，表皮葡萄球菌8株（见表6-14）。

表6-13　医院感染患者一般资料

一般资料	医院感染
性别（男/女）	96/62
中位年龄（岁）	62
中位BMI（kg/m^2）	28
合并糖尿病	65例
合并高血压	32例
胃肠道手术	78例
肝胆胰手术	53例
乳腺、甲状腺手术	22例
其他手术	5例
手术切口感染	67例
腹腔感染	36例
呼吸道感染	24例
泌尿道感染	18例
其他感染	13例

表6-14 院感细菌培养分布特征

感染菌群名称	例数（例）	构成占比（%）
大肠埃希菌	67	45.9
铜绿假单胞菌	15	10.3
鲍曼不动杆菌	11	7.5
肺炎克雷伯菌	10	6.8
产气肠杆菌	5	3.4
金黄色葡萄球菌	19	13.0
粪肠球菌	11	7.5
表皮普通球菌	8	5.5

结合作者单位普通外科专业医院感染发生情况，分析作者单位普通外科专业医院感染危险因素包括高龄、肥胖、合并糖尿病等基础疾病，这与文献报道的情况基本一致；而手术类型中以胃肠道手术患者医院感染发生多见，其次发生率高的是肝胆胰手术患者；医院感染发生最常见的感染部位是切口部位的感染，腹腔内的感染次之，肺部的感染第三；发生医院感染中的细菌以革兰阴性菌是最为常见的医院感染菌群，而革兰阴性菌中以大肠埃希菌多见，其次是铜绿假单胞菌，再就是鲍曼不动杆菌，第四位是肺炎克雷伯菌，在球菌中第一的是金黄色葡萄球菌，其次是粪肠球菌。以上分析是对普外专业发生院感情况的一个粗略分析，对我们在围手术期做好针对危险因素的预防工作，对常见菌群提前干预并合理选择抗生素，这将在很大程度上能够降低医院感染发生的风险。

四、医院感染的防控措施

结合LEER模式加速康复理念和我院普通外科专业既往发生医院感染情况的分析，我们提出了围手术期如何去做好预防控制医院感染的以理措施。

（一）术前防控

1. 对医务人员及保洁员进行相关手术环节、护理及保洁等防控方面知识的培训，做到科内人人知晓。

2. 对患者及家属做好术前及术后宣教，使患者及家属知晓院感工作对患者治疗的好处。

3. 指导患者积极配合术前皮肤准备，进行术前沐浴。备皮时尽量使用剪刀剪去患者毛发，不得使用剃除法，避免刮伤患者皮肤。

4. 注意患者血糖的控制，术前监测患者血糖，尤其是2型糖尿病患者。多数报道表示，术前血糖应控制在8.3～8.9 mmol/L。术后禁食期间每日静脉输糖量保持在150～200 g，必要时应与内科医师密切配合。

5. 加强器械清洗消毒质量控制，以减少器械来源的污染。

6. 术前严格执行外科手卫生。

（二）术中防控

1. 落实患者术中保暖措施，提前设置手术室室内温度，液体的温度及转运患者时的保暖，积极预防低体温。

2. 严格执行无菌技术操作，术中根据手术时长及操作流程，视情况及时更换手术衣或手套，避免术中污染。

3. 术中做到"多面重视、优化流程、缩短时间、减少出血量"。

4. 严格限制手术操作人数，避免过多人员进出。

（三）术后防控

1. 科室专人负责，定期评价患者术后恢复情况

成立复杂手术术后观察小组，加强术后责任意识，定期评价患者术后恢复情况，严格执行无菌操作标准，降低感染风险。

2. 术后感染防控

（1）切口感染预防。①术后密切观察患者伤口情况，准确判断患者术后切口是否存在手术部位感染，并做好院感防控措施；②术后伤口换药应严格按照无菌操作进行。

（2）肺部感染预防。对于中老年患者，防止该年龄段患者肺部感染的发生，做好肺部感染防控措施，加强术后进一步的宣教工作。

（3）预防肺部和腹腔感染应注意患者术前的胸部运动的宣教。术中操作轻柔，减少出血；在病变切除后，各个吻合口需彻底冲洗；术后早下床活动，加强营养治疗。

（4）加强管道评估与护理，尽早拔除管道，管道留置时间越长，感染风险越高。①避免中央导管相关血流感染，每日评估有留置中心静脉导管患者的情况，定期更换穿刺点处的敷料，操作时一定要严格执行无菌操作。若患者置管处皮肤出现有感染情况，同时伴有全身高热及血象高，应及时抽血送细菌培养并将静脉导管内血液同时送培养，以便有效判断患者是否发生中央导管相关感染。根据患者情况，尽早拔除静脉留置导管。②针对留置导尿管患者，加强尿管护理。需每日监测记录导尿管的使用情况及安置与拔除日期，如发现尿液有异常，应及时送检尿培养。评估患者排尿情况，尽早拔除尿管。③使用呼吸机的患者，为避免发生呼吸机相关性肺炎，应加强

患者咳嗽、排痰，对呼吸机管路内的凝水水要及时倒掉以防止凝水反流。根据患者情况，能尽早停机者要及时停止机械通气。

杨梦培　赵鸿鹰

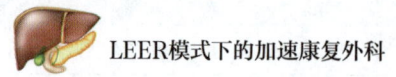

第七章

LEER模式下的ERAS信息化需求

　　随着越来越多、越来越细分的加速康复外科这方面的国内专家共识与相关指南的发布，目前ERAS临床工作应考虑的是怎样系统、规范、全面地去执行、开展和推广这项工作。但是现阶段国内ERAS工作开展受到许多因素的制约，ERAS标准化病房建设工作尚处于起步阶段，许多工作也在探索中，包括如何通过信息化系统来建立系统、全面、标准统一、可借鉴、可推广的工作思维、工作模式、工作方法、工作流程来协助开展ERAS工作。我们通过以阶段目标为导向提出了新的工作思维、工作方法和流程，通过信息系统来整合ERAS的要素、方法来集成为一种系统、全面、统一的工作思维、方法和流程来实现术后患者的加速康复。通过信息化系统的建立不仅可以做到工作的系统性和标准化，还可以大大减轻医务人员在从事ERAS工作时的各种记录书写等工作，做到工作高效、便捷。通过信息化系统将我们的ERAS工作的各种数据和资料进行集成记录，可便于医务人员数据提取、数据分析，从而开展科研工作和学术研究，也可进行询证分析，然后制定相应的临床路径或工作流程。目前，这一工作的开展也符合国家政策层面的要求，符合未来的医疗发展趋势暨大数据、信息化与互联化。加速康复外科所体现的一系列围手术期优化的措施理念，将必然成为现代医疗发展的必由之路。

　　在深入探索、学习、实践加速康复外科的过程中，我们探索出一套适合作者单位实际情况的LEER-ERAS理念，通过与医院现有的HIS信息化系统整合，开发出了LEER-ERAS信息化操作系统供临床使用，其基本功能包括医嘱模块、护理执行模块、医嘱和工作记录模块、数据整合模块和随访系统模块。

雷泽华

第一节　医生医嘱模块的建立

医生的医嘱是临床工作开展的前提，也是开展工作的重要依据，没有医嘱的下达，护理工作也不可能开展。所以在开展ERAS工作时，如何建立一套系统、完整、规范和便于应用的医嘱系统是关系到这项工作开展成败的前提。对此，根据LEER-ERAS模式，结合医院现有的HIS系统建立起一套适合临床应用的医嘱系统是我们开展这项工作的开始，以下是医嘱模块的内容。

依据LEER-ERAS模式开发的医生下达医嘱的信息化模块内容如下（表7-1）。

表7-1　医嘱信息化模块

一、入院医嘱			
（一）一般常规医嘱			
长期	非药品	□肝胆胰脾外科ERAS-LEER护理常规	
长期	非药品	护理级别	□一级护理
			□二级护理
长期	非药品	□留陪医一人 □留陪医二人	
长期	非药品	饮食	□普通饮食
			□禁食水
			□流质饮食
			□低脂低盐饮食
			□糖尿病饮食
（二）ERAS宣教医嘱			
临时	非药品	□ ERAS-LEER模式宣教视频培训	
临时	非药品	□常规入院知识宣教 注：病区环境、入院流程、安全知识等	
临时	非药品	□疼痛相关知识宣教	□疼痛宣教展板
			□疼痛宣教手册
			□VAS疼痛评分培训
临时	非药品	□营养饮食金字塔宣教	
临时	非药品	□常规戒烟戒酒宣教	
（三）少痛：疼痛评估与干预医嘱			
长期	非药品	□ VAS疼痛评分	
		□ 1 ~ 3分	
		□ 4 ~ 5分	
		□ 6 ~ 7分	
		□ 7 ~ 10分	

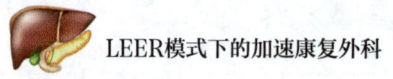

续表

□长期 □临时	药品	口服药物：□氨酚双氢可待因10 mg　□洛索洛芬钠片60 mg	
		□肌肉注射 □静脉滴注	□氟比洛芬酯注射液50 mg
			□注射用氯诺昔康 8 mg
			□盐酸哌替啶注射液50 mg
（四）早动：运动训练医嘱			
长期	非药品	□呼吸功能训练及气道管理	□主动咳嗽训练
			□呼吸器和吹气球训练
			□深呼、吸及屏气训练
			□扩胸运动
长期	药品	□沐舒坦 60 mg ivgtt qd	
		□沙丁胺醇5.0 mg 雾化吸入 bid	
长期	非药品	□运动耐量训练	
		□"卧、坐、立、行"（4S）训练（15分/次）	□早
			□中
			□晚
		□爬楼训练	□监测心率、血压、呼吸、氧饱和度
		□步行训练	
（五）早食：营养评估与干预医嘱			
临时	非药品	□体成分测定	
临时	非药品	□营养状态（NRS2002评分）	□≤3分
			□4分
			□5分
			□6分
			□7分
□长期 □临时	药品/非药品	□无须特殊处理 □营养科会诊　□EN制剂　□PN制剂 □糖尿病—瑞代　□无糖尿病—整蛋白型安素 □经口无法满足—脂肪乳氨基酸	
（六）安心：心理评估与干预医嘱			
临时	非药品	□心情评估量表评估	□无情绪不良
			□轻度情绪不良
			□中度情绪不良
			□重度情绪不良
临时	非药品	□心理干预措施	□自杀风险评估表
			□心理护理小组疏导
			□心身医学科专科会诊

续表

临时	药品	□地西泮片 2.5 mg po	□地西泮注射液 5 mg iv
		□右佐匹克隆 2 mg po	□多塞平 25 mg po

二、术前医嘱

（一）术前一天

临时	非药品	□BMI指数测定	
临时	非药品	□体成分测定	
临时	非药品	□ NRS2002评分	□≤3分 无须特殊处理
			□>3分 予以营养支持
临时	非药品	□术前心理疏导	
临时	非药品	□禁食6小时 □禁饮2小时	
临时	药品	□地西泮片 2.5 mg po睡前	

（二）麻醉诱导前2小时

临时	非药品	□糖尿病患者	□5%糖盐水 250 ml po
		□非糖尿病患	□碳水化合物饮品 250 ml po
临时	药品	□氟比洛芬酯 500 IU ih qd术前30分钟	
临时	非药品	□麻醉前心理疏导	

（三）麻醉手术中

临时	药品	□甲磺酸罗哌卡因 10～20 ml切口皮下浸润
临时	非药品	□BIS麻醉深度监测
临时	非药品	□目标导向性补液
临时	非药品	□肺保护性机械通气
临时	非药品	□术中保温
临时	非药品	□降低术后恶性呕吐基础风险策略
临时	非药品	□双侧竖脊肌平面阻滞麻醉

三、术后医嘱

长期	非药品	□肝胆胰脾外科ERAS-LEER术后护理常规	
长期	非药品	护理级别	□一级护理
			□二级护理
长期	非药品	□留陪医一人 □留陪医二人	
长期	非药品	饮食	□普通饮食
			□禁食水
			□流质饮食
			□低脂低盐饮食
			□糖尿病饮食
			□管喂饮食
长期	非药品	□红光治疗 bid	

续表

长期	非药品	□蓝光治疗 bid		
长期	非药品	□机械排痰 bid		
长期	非药品	□双下肢空气波治疗 bid		
长期	非药品	□超声波治疗（促胃肠蠕动）qd		
长期	非药品	□保留胃管计量并持续胃肠减压		
		□保留十二指肠营养管		
		□保留空肠营养管		
		□保留尿管并计量		
		□保留T管并计量		
		□保留1号腹腔引流管并计量		
		□保留2号腹腔引流管并计量		
		□保留3号腹腔引流管并计量		

（1）少痛：术后多模式镇痛

长期	非药品	□PCEA自控泵镇痛治疗	
长期	非药品	□超声波治疗（止痛）qd	
长期	药品	□氟比洛芬酯 50 mg ivgtt q12h	
长期	非药品	□ VAS疼痛评分	
		□手术后当天：□1小时 □2小时 □5小时 □8小时	
		□手术后第一天起疼痛评分 tid	□早
			□中
			□晚
		□ 1～3分	□无特殊处理
		□ 4～6分	□盐酸哌替啶50 mg im st
		□ 7～10分	□麻醉科会诊
			□双侧竖脊肌平面阻滞麻醉
长期	药品	□氨酚双氢可待因10 mg po □洛索洛芬钠片60 mg po	

（2）早动：器官功能与肢体运动康复

长期	非药品	□口香糖咀嚼运动训练
长期	非药品	□呼吸功能训练 □气道管理
		□主动咳嗽训练
		□呼吸器训练
		□吹气球训练
		□深呼、吸及屏气训练
		□扩胸运动训练
长期	药品	□沐舒坦 250 mg ivgtt q8h
		□沙丁胺醇5.0 mg 雾化吸入 tid

续表

长期	非药品	□针灸治疗	□普通针刺
			□电针治疗
长期	非药品	□康复训练	□平衡训练
			□有氧训练
			□关节训练
长期	非药品	□双下肢弹力袜治疗	
长期	药品	□低分子肝素钠5 000 U ih q12h	
长期	非药品	□运动耐量训练	
		□"卧、坐、立、行"（4S）训练（15分/次）	□早
			□中
			□晚
		□爬楼训练	□监测心率、血压、呼吸、氧饱和度
		□步行训练	

（3）早食：营养康复治疗干预措施

□a. 常规医嘱

长期	非药品	□咀嚼口香糖
长期	非药品	□超声波治疗（促胃肠蠕动）
长期	非药品	□食物咀嚼训练
长期	非药品	□记录患者每日EN、PN量
长期	非药品	□营养科会诊

□b. 无消化道重建病例

长期	非药品	□立即拔除胃管（注：回病房后当天执行）
长期	非药品	□经口进水（注：麻醉清醒后）
长期	非药品	□流质饮食（注：术后12小时后）
长期	非药品	□半流质饮食（注：肛门排气后）
长期	非药品	□要素饮食（注：经口进食量＜60%正常需求量时）
临时	药品	□托烷司琼 5 mg iv（注：严重呕吐时）
长期	药品	□胰酶肠溶胶囊 0.15 g po tid（注：胰体尾手术病例）

□c. 有消化道重建病例

长期	非药品	□管喂滋养型流质饮食（注：术后当天与术后第一天）
长期	非药品	□经口流质饮食（注：术后第二天拔除胃管后）
长期	非药品	□半流质饮食（注：肛门排气后）
长期	非药品	□要素饮食（注：经口进食量＜60%正常需求量时）
临时	药品	□托烷司琼 5 mg iv（注：严重呕吐时）
长期	药品	□胰酶肠溶胶囊 0.15 g po tid（注：胰体尾手术病例）

续表

		（4）安心：心理康复治疗干预措施	
临时	非药品	□心情评估量表评估	□无情绪不良
			□轻度情绪不良
			□中度情绪不良
			□重度情绪不良
临时	非药品	□心理干预措施	□自杀风险评估表
			□心理护理小组疏导
			□心身医学科专科会诊
临时	药品	□地西泮片 2.5 mg po	□地西泮注射液 5 mg iv
		□右佐匹克隆 2 mg po	□多塞平 25 mg po
四、出院时医嘱			
临时	非药品	□BMI指数测定	
临时	非药品	□体成分测定	
临时	非药品	□NRS2002评分	
临时	非药品	□运动耐量测定	

第二节　护理执行模块的建立

依据LEER-ERAS模式中的4个阶段目标，为精准落实这4个阶段目标的工作，创新性建立了职能不同的护理工作小组来精准完成各个不同阶段目标的工作，我们将这种护理工作小组模式叫作MTNG。这种设置由疼痛管理护理小组、器官功能运动与康复管理护理小组、进食与营养管理护理小组、心理管理护理小组组成，分别精准对接"LEER-ERAS模式"所提出的四个阶段目标开展工作。因此护理单元执行医嘱时也是遵循MTNG的配置原则来分组实施。各护理小组成员参与患者ERAS方案的制定、计划的调整、措施的落实，MTNG组长负责质量的把控。同时配合移动护士工作站，简化护理过程中的烦琐操作，与医院现有HIS系统对接，使医嘱下达模块与执行模块信息同步化，利于护士了解护理总体情况和合理安排护理任务，提高医疗护理效率。护理执行模块如下所示（表7-2）。

表7-2　护理执行模块

术前医嘱执行情况完成模块			
一般情况		各类评分	
姓名	住院号	疼痛评分	BMI评分
性别	术前诊断	压疮评分	跌倒坠床
年龄	手术日期	心晴指数	营养筛查
床号	手术名称	VTE评分	体能评分
疼痛管理护理小组	器官功能运动康复管理护理小组	进食与营养管理护理小组	心理管理护理小组
□少痛理念宣教	□早动理念宣教	□早食理念宣教	□安心理念宣教
	□完成VTE评估	□完成NRS2002营养风险筛查	□完成心晴指数评分
□VAS疼痛评分	□观看《ERAS围手术期康复操》	□完成术前饮食指导	□落实心理专科护理
	□指导掌握术后正确翻身方法	□指导患者准备香糖	□介绍病房环境与运行流程
□指导患者掌握疼痛评估方法	□指导掌握术后正确咳嗽方法	□指导患者正确进行咀嚼运动	□指导患者扫描二维码介绍手术麻醉相关知识
□讲解术后常见止疼措施（物理、药物等）	□指导掌握康复操中的运动内容	□对患者进行体成分分析	□汇报主管医生，请心身医学科会诊
□术前预防性镇痛药物	□指导患者进行爬楼训练	□要求患者戒烟戒酒	□自杀风险评估表
	□指导患者进行呼吸功能训练	□对患者进行营养支持治疗	□术前镇静药物
术中医嘱执行情况完成模块			
填写类数据		选择类数据	
手术开始时间		□安置中心静脉导管	
手术时长		□安置胃管	
手术名称		□安置尿管	
手术结束时间		□安置十二指肠营养管	
术中出血量		□安置空肠营养管	
安置引流管数		□安置T管	
术中输血量		□安置自控式镇痛泵	
麻醉方式		□行双侧竖脊肌阻滞麻醉	
手术入路	□开腹手术	□行切口浸润麻醉	
	□腹腔镜手术	□腹腔镜中转开腹	

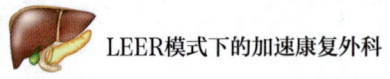

续表

术后医嘱执行情况完成模块							
（1）疼痛管理护理小组							
	术后第1天	术后第2天	术后第3天	术后第4天	术后第5天	术后第6天	术后第7天
红光治疗	□上午 □下午	□上午 □下午	□上午 □下午	□上午 □下午	□上午 □下午	□上午 □下午	□上午 □下午
蓝光治疗	□上午 □下午	□上午 □下午	□上午 □下午	□上午 □下午	□上午 □下午	□上午 □下午	□上午 □下午
超声波 止痛治疗	□完成	□完成	□完成	□完成	□完成	□完成	□完成
	术后当天	术后第1天	术后第2天	术后第3天	术后第4天	术后第5天	术后第6天
VAS 疼痛评估	□1小时 □2小时 □5小时 □8小时	□早 □中 □晚	□早 □中 □晚	□早 □中 □晚	□早 □中 □晚	□早 □中 □晚	□早 □中 □晚
（2）器官功能运动康复管理护理小组							
	术后第1天	术后第2天	术后第3天	术后第4天	术后第5天	术后第6天	术后第7天
机械排痰	□上午 □下午	□上午 □下午	□上午 □下午	□上午 □下午	□上午 □下午	□上午 □下午	□上午 □下午
双下肢 空气波	□上午 □下午	□上午 □下午	□上午 □下午	□上午 □下午	□上午 □下午	□上午 □下午	□上午 □下午
超声波促 胃肠蠕动	□完成	□完成	□完成	□完成	□完成	□完成	□完成
呼吸功能 训练	□完成	□完成	□完成	□完成	□完成	□完成	□完成
主动咳嗽 训练	□完成	□完成	□完成	□完成	□完成	□完成	□完成
呼吸器 训练	□完成	□完成	□完成	□完成	□完成	□完成	□完成
吹气球 训练	□完成	□完成	□完成	□完成	□完成	□完成	□完成
扩胸运动 训练	□完成	□完成	□完成	□完成	□完成	□完成	□完成
针灸治疗	□完成	□完成	□完成	□完成	□完成	□完成	□完成
康复训练	□完成	□完成	□完成	□完成	□完成	□完成	□完成
运动耐量 训练	□早 □中 □晚	□早 □中 □晚	□早 □中 □晚	□早 □中 □晚	□早 □中 □晚	□早 □中 □晚	□早 □中 □晚

续表

双下肢弹力袜	□完成	□完成	□完成	□完成	□完成	□完成	□完成
爬楼训练	□完成	□完成	□完成	□完成	□完成	□完成	□完成
步行训练	□完成	□完成	□完成	□完成	□完成	□完成	□完成

（3）进食与营养管理护理小组

	术后第1天	术后第2天	术后第3天	术后第4天	术后第5天	术后第6天	术后第7天
咀嚼口香糖	□完成	□完成	□完成	□完成	□完成	□完成	□完成
食物咀嚼训练	□完成	□完成	□完成	□完成	□完成	□完成	□完成
记录EN/PN量	□早 □中 □晚	□早 □中 □晚	□早 □中 □晚	□早 □中 □晚	□早 □中 □晚	□早 □中 □晚	□早 □中 □晚
营养科会诊	□完成	□完成	□完成	□完成	□完成	□完成	□完成
管喂饮食	□完成	□完成	□完成	□完成	□完成	□完成	□完成
经口进水	□完成	□完成	□完成	□完成	□完成	□完成	□完成
流质饮食	□完成	□完成	□完成	□完成	□完成	□完成	□完成
半流质饮食	□完成	□完成	□完成	□完成	□完成	□完成	□完成
要素饮食	□完成	□完成	□完成	□完成	□完成	□完成	□完成
营养状态评估	□完成	□完成	□完成	□完成	□完成	□完成	□完成

（4）心理管理护理小组

	术后第1天	术后第2天	术后第3天	术后第4天	术后第5天	术后第6天	术后第7天
心晴指数评估	□完成	□完成	□完成	□完成	□完成	□完成	□完成
心理小组疏导	□完成	□完成	□完成	□完成	□完成	□完成	□完成
心身医学会诊	□完成	□完成	□完成	□完成	□完成	□完成	□完成
药物干预	□完成	□完成	□完成	□完成	□完成	□完成	□完成

出院医嘱执行情况完成模块			
□BMI指数测定	□体成分测定	□NRS2002评分	□运动耐量测定

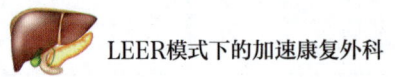

第三节　开展工作的记录模块的建立

目前国内很多医疗中心都在将ERAS与互联网大数据进行结合，但是大部分平台的数据仍由医护人员进行人工录入，效率较低且增加临床医务人员工作量。目前在患者医疗数据直录体系建设方面仍缺乏足够的经验与标准。作者单位将ERAS与大数据有机结合，让这些真实世界数据更加准确、便捷为我们提供询证依据的目的。我们积极探索并建立依托LEER-ERAS的信息化系统，在实施过程中支持智能模式从其他系统抽取数据（手术麻醉系统、输血管理系统、LIS系统、HIS系统、EMR系统、PACS系统、移动护理系统等），智能模式先做简易筛查，根据初筛结果给出对应的评估内容，评估人员根据患者实际情况选做评估内容下面的评估。评估模式也会随医学发展，定期做更新同步，评估模式及评估量表选择由医院技术支持不定期更新、优化。除此之外，评估内容或者评估量表也可以根据各专科不同的临床实际需求进行自定义的更改。数据的抽取、整理、挖掘、分析工作可以最大程度的自动化后定向分析报告，从而方便医生根据患者实际情况制定康复策略。

作者单位在依托医院自身HIS系统的基础上建立的LEER-ERAS信息化系统中的记录模块（表7-3），能同时实现入组病例绝大多数数据从其他系统中自动直接抽取、集成的功能，具体如下表所示。

表7-3　LEER-ERAS信息化系统记录模块

一、术前工作记录模块							
（1）一般情况							
姓名	***	性别	***	年龄	***	身高	***
体重	***	BMI	***	床号	***	住院号	***
血压	***	心率	***	脉搏	***	呼吸	***
吸烟史	□有	吸烟种类		烟龄		吸烟量	
	□无	□烤烟□叶子烟		***年		***支、两/天	
饮酒史	□有	饮酒种类		酒龄		饮酒量	
	□无	□白酒□其他		***年		***两、瓶/天	
手术史	□有	手术时间		疾病名称		手术方式	
	□无	***年***月		***		***	

续表

合并基础疾病史	□有 □无	□高血压	分级	□Ⅰ级	□糖尿病	并发症	□有 □无
				□Ⅱ级			
				□Ⅲ级			
			分组	□低危		降糖方案	□饮食运动
				□中危			□胰岛素
				□高危			□降糖药物
		肺部疾病	□有	诊断	心血管疾病	□有	诊断
			□无	***		□无	***
		传染性疾病	□有	诊断	肾脏疾病	□有	诊断
			□无	***		□无	***
		运动系统疾病	□有	诊断	其他疾病	□有	诊断
			□无	***		□无	***

（2）身体成分测定

干预前（注：入院时）				干预后（注：术前一天）			
体脂率	*** %	皮下脂肪	*** %	体脂率	*** %	皮下脂肪	*** %
体水分	*** %	骨量	*** kg	体水分	*** %	骨量	*** kg
内脏脂肪	***级	基础代谢率	***kcal	内脏脂肪	***级	基础代谢率	***kcal
骨骼肌率	*** %	蛋白质	*** %	骨骼肌率	*** %	蛋白质	*** %

（3）疾病状态

黄疸	□有	总胆红素：***	干预措施	□PTCD	□PTBD	□ENBD
	□无	直接胆红素：***		□无处理	□胆道支架	□药物减黄

NR2002营养评分	□<3分	干预措施	□无须特殊处理 □营养科会诊　□EN制剂　□PN制剂 □糖尿病—瑞代 □无糖尿病—整蛋白型安素 □经口无法满足—脂肪乳氨基酸
	□≥3分 ***分		

VAS疼痛评分	□<3分	干预措施	□口服NSAIDs	□肌注NSAIDs
	□≥3分 ***分		□静脉输注NSAIDs	□肌注阿片类药物

心晴指数评分	□0~8：无情绪不良	□13~16中度情绪不良	干预措施	□心理疏导
	□9~12：轻度情绪不良	□>17重度情绪不良		□药物干预

ECOG评分	***	Child-pugh评分	分值	分级	肝功能储备	R15清除率	有效肝血流量
				□A□B□C			

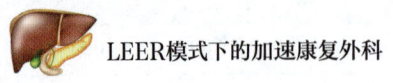

续表

（4）术前一天资料

术前疾病所属范围	□肝脏肿瘤		□胰腺肿瘤		□肝门胆管肿瘤
	□胆管下段肿瘤		□十二指肠乳头肿瘤		□胆囊肿瘤
	□肝内胆管结石		□肝外胆管结石		□脾脏肿瘤

黄疸	□有	总胆红素：***	Child-pugh 评分	分值	分级
	□无	直接胆红素：***			□A□B□C

VAS 疼痛评分	□<3分	营养 评分	□<3分	心晴指数	□无不良 □9～12：轻度不良 □13～16中度不良 □>17重度不良
	□≥3分		□≥3分		

（5）麻醉诱导前

禁食时长	***小时	禁饮时长	***小时	安置胃管	□有□无	安置尿管	□有□无
肠道准备	□有□无	预防性抗生素	□有□无	预防性止血	□有□无	超前镇痛	□有□无

二、术中工作记录模块

手术时间	***年***月***日	ASA分级	□Ⅰ级 □Ⅱ级 □Ⅲ级 □Ⅳ级

手术方式	□开腹 □腹腔镜	□解剖性肝切除术
		□非解剖性肝切除术
		□胰十二指肠切除术
		□胰体尾切除术：□保脾 □联合脾脏切除
		□胰腺中段切除术
		□保留十二指肠胰头切除术
		□肝门胆管癌根治术
		□胆囊癌根治术
		□胆管切开取石+胆道探查术
		□脾切除术

麻醉方式	□静脉复合插管麻醉	中转开腹	□有 □无		
	□神经阻滞麻醉	术中输血	□有 □无		
	□硬膜外麻醉	输血量	红悬	血浆	血小板
	□局部浸润麻醉		***U	***ml	***ml

手术时长	***小时	安置管道	□胃管	□尿管
腹腔引流管数	***根		□T管	□空肠管
出血量	***ml		□十二指肠营养管	

麻醉复苏期	VAS评分	***分	干预措施	□NSAIDs	□阿片类药物	□开放PECA

续表

三、术后工作记录模块								
疼痛管理	手术当天	术后1天	术后2天	术后3天	术后4天	术后5天	术后6天	术后7天
VAS≥3分时间段	□1小时 □2小时 □5小时 □8小时	□早 □中 □晚	□早 □中 □晚	□早 □中 □晚	□早 □中 □晚	□早 □中 □晚	□早 □中 □晚	□早 □中 □晚
干预措施	□安慰治疗 □物理治疗 □口服NSAIDs □肌注NSAIDs □静脉NSAIDs □肌注阿片类 □神经阻滞麻醉	□安慰治疗 □物理治疗 □口服NSAIDs □肌注NSAIDs □静脉NSAIDs □肌注阿片类 □神经阻滞麻醉	□安慰治疗 □物理治疗 □口服NSAIDs □肌注NSAIDs □静脉NSAIDs □肌注阿片类 □神经阻滞麻醉	□安慰治疗 □物理治疗 □口服NSAIDs □肌注NSAIDs □静脉NSAIDs □肌注阿片类 □神经阻滞麻醉	□安慰治疗 □物理治疗 □口服NSAIDs □肌注NSAIDs □静脉NSAIDs □肌注阿片类 □神经阻滞麻醉	□安慰治疗 □物理治疗 □口服NSAIDs □肌注NSAIDs □静脉NSAIDs □肌注阿片类 □神经阻滞麻醉	□安慰治疗 □物理治疗 □口服NSAIDs □肌注NSAIDs □静脉NSAIDs □肌注阿片类 □神经阻滞麻醉	□安慰治疗 □物理治疗 □口服NSAIDs □肌注NSAIDs □静脉NSAIDs □肌注阿片类 □神经阻滞麻醉
镇痛满意度	□很满意 □较满意 □满意 □一般 □不满意	□很满意 □较满意 □满意 □一般 □不满意	□很满意 □较满意 □满意 □一般 □不满意	□很满意 □较满意 □满意 □一般 □不满意	□很满意 □较满意 □满意 □一般 □不满意	□很满意 □较满意 □满意 □一般 □不满意	□很满意 □较满意 □满意 □一般 □不满意	□很满意 □较满意 □满意 □一般 □不满意
不良反应	□有 □无	□有 □无	□有 □无	□有 □无	□有 □无	□有 □无	□有 □无	□有 □无
改口服止痛药时段	□早 □中 □晚	□早 □中 □晚	□早 □中 □晚	□早 □中 □晚	□早 □中 □晚	□早 □中 □晚	□早 □中 □晚	□早 □中 □晚
拔除镇痛泵时段	□早 □中 □晚	□早 □中 □晚	□早 □中 □晚	□早 □中 □晚	□早 □中 □晚	□早 □中 □晚	□早 □中 □晚	□早 □中 □晚

续表

停用止痛药时段	□早 □中 □晚	□早 □中 □晚	□早 □中 □晚	□早 □中 □晚	□早 □中 □晚	□早 □中 □晚	□早 □中 □晚	□早 □中 □晚
康复管理	手术当天	术后1天	术后2天	术后3天	术后4天	术后5天	术后6天	术后7天
卧位训练时段	□早 □中 □晚	□早 □中 □晚	□早 □中 □晚	□早 □中 □晚	□早 □中 □晚	□早 □中 □晚	□早 □中 □晚	□早 □中 □晚
坐位训练时段	□早 □中 □晚	□早 □中 □晚	□早 □中 □晚	□早 □中 □晚	□早 □中 □晚	□早 □中 □晚	□早 □中 □晚	□早 □中 □晚
站位训练时段	□早 □中 □晚	□早 □中 □晚	□早 □中 □晚	□早 □中 □晚	□早 □中 □晚	□早 □中 □晚	□早 □中 □晚	□早 □中 □晚
行走训练时段	□早 □中 □晚	□早 □中 □晚	□早 □中 □晚	□早 □中 □晚	□早 □中 □晚	□早 □中 □晚	□早 □中 □晚	□早 □中 □晚
营养管理	手术当天	术后1天	术后2天	术后3天	术后4天	术后5天	术后6天	术后7天
滋养饮食时段	□早 □中 □晚	□早 □中 □晚	□早 □中 □晚	□早 □中 □晚	□早 □中 □晚	□早 □中 □晚	□早 □中 □晚	□早 □中 □晚
流质饮食时段	□早 □中 □晚	□早 □中 □晚	□早 □中 □晚	□早 □中 □晚	□早 □中 □晚	□早 □中 □晚	□早 □中 □晚	□早 □中 □晚
半流质饮食段	□早 □中 □晚	□早 □中 □晚	□早 □中 □晚	□早 □中 □晚	□早 □中 □晚	□早 □中 □晚	□早 □中 □晚	□早 □中 □晚
普通饮食时段	□早 □中 □晚	□早 □中 □晚	□早 □中 □晚	□早 □中 □晚	□早 □中 □晚	□早 □中 □晚	□早 □中 □晚	□早 □中 □晚
停用EN时段	□早 □中 □晚	□早 □中 □晚	□早 □中 □晚	□早 □中 □晚	□早 □中 □晚	□早 □中 □晚	□早 □中 □晚	□早 □中 □晚
心理管理	手术当天	术后1天	术后2天	术后3天	术后4天	术后5天	术后6天	术后7天
心晴指数评分	分	分	分	分	分	分	分	分

续表

（1）术后工作过程结果类记录表

术后首次下床活动		肛门首次排气时间		肛门首次排便时间		胃管拔除时间	
术后天数	时间段	术后天数	时间段	术后天数	时间段	术后天数	时间段
□0 □1 □2 □3 □4 □5 □6 □7	□早 □中 □晚	□0 □1 □2 □3 □4 □5 □6 □7	□早 □中 □晚	□0 □1 □2 □3 □4 □5 □6 □7	□早 □中 □晚	□0 □1 □2 □3 □4 □5 □6 □7	□早 □中 □晚

术后尿管拔除时间		1号引流管拔除时间		2号引流管拔除时间		3号引流管拔除时间	
术后天数	时间段	术后天数	时间段	术后天数	时间段	术后天数	时间段
□0 □1 □2 □3 □4 □5 □6 □7	□早 □中 □晚	□0 □1 □2 □3 □4 □5 □6 □7	□早 □中 □晚	□0 □1 □2 □3 □4 □5 □6 □7	□早 □中 □晚	□0 □1 □2 □3 □4 □5 □6 □7	□早 □中 □晚

术后首次进食水时间				术后拆线时间			
术后天数	时间段	进食方式	进食量	术后天数	时间段	切口类型	愈合等级
□0 □1 □2 □3 □4 □5 □6 □7	□早 □中 □晚	□管喂 □经口	ml	□0 □1 □2 □3 □4 □5 □6 □7	□早 □中 □晚	□Ⅰ类 □Ⅱ类 □Ⅲ类	□甲 □乙 □丙

（2）术后工作中并发症情况记录表

□吻合口漏相关并发症

胰漏	□有 □A级 □B级 □C级	出现时段	***	引流量	***
		淀粉酶值	***	持续时间	***
	□无	处理措施	□保守对症	□介入穿刺	□再次手术
胆漏	□有	出现时段	***	引流量	***
	□无	持续时间	***	处理措施	□保守对症 □介入穿刺 □再次手术
肠漏	□有	出现时段	***	引流量	***
	□无	持续时间	***	处理措施	□保守对症 □介入穿刺 □再次手术

□术后出血相关并发症

消化道出血	□有	出现时段	***	出血量	***
	□无	持续时间	***	处理措施	□保守对症 □介入穿刺 □再次手术

续表

	□有	出现时段	***	出血量	***
胆道出血	□无	持续时间	***	处理措施	□保守对症 □介入穿刺 □再次手术
	□有	出现时段	***	出血量	***
腹腔内出血	□无	持续时间	***	处理措施	□保守对症 □介入穿刺 □再次手术
	□有	出现时段	***	出血量	***
切口出血	□无	持续时间	***	处理措施	□保守对症 □介入穿刺 □再次手术

			□术后其他并发症			
胃排空延迟	□有 □无	胃瘫	□有 □无	切口感染	□有 □无
心脏相关 并发症	□有 □无	肺脏相关 并发症	□有 □无	非计划 再次手术	□有 □无

四、出院工作记录模块

（1）体成分分析记录表

术后第4天				出院当天			
体脂率	*** %	体脂率	*** %	体脂率	*** %	体脂率	*** %
体水分	*** %	体水分	*** %	体水分	*** %	体水分	*** %

（2）术后病理检查结果记录表

病灶部位	□肝脏	病理性质	□良性肿瘤	TNM分期	T_0□T_{is} □T_1□T_2 □T_3□T_4
	□胰腺		□交界性肿瘤		N_0□N_1 □N_2
	□肝内胆管		□恶性肿瘤		□M_0□M_1
	□肝外胆管		□炎性团块	UICC分期	□Ⅰ □Ⅱ □Ⅲ □Ⅳ
	□胆囊		□囊肿或脓肿		
	□脾脏		□寄生虫:包虫	AJCC分期	□Ⅰ □Ⅱ □Ⅲ □Ⅳ
	□其他		□其他		

（3）出院工作记录表

出院日期	***			□非常满意
住院费用	***		出院患者 满意度	□比较满意
住院天数	***			□一般
主管医师	***	责任护士	***	□不满意

注：***所表示的内容需要人工录入后从手术麻醉系统、输血管理系统、LIS系统、HIS系统、EMR系统、PACS系统等直接导入LEER-ERAS信息系统。

第四节　建立数据整合后的数据模块

LEER-ERAS临床数据库通过采集各种加速康复措施实施过程中产生的相关临床数据，实现某特定入组患者的所有医疗数据收集工作，并建立了分病种、分术式等不同分类的特定组群的数据整合分析模块，从而高效地进行数据透视、关键指标、依从性、不良反应、并发症、转归结局、相关性、卫生经济学等一系列指标的分析。该系统在收集到单一入组病例的全面数据后，根据专业内各类指南共识标准，对围手术期管理、麻醉管理、患者康复速度因素、患者结局、医疗质量评价等一系列康复数据进行分析，并开通提醒功能，让主管医师在患者存在潜在医疗风险时就进行及时的干预，极大地确保了医疗质量安全。

同时该数据整合分析系统还可以可满足临床研究人员开展高度专业化定制分析的需求，通过进一步对患者数据集合进行不同维度的筛选、归纳与分析，能逐步找出其中的潜藏的各类规律，并最终用于印证科研方向上各种理论的正确性及医疗效果评估等一系列目标，在探索医疗大数据实践应用方面进行了有益尝试。LEER-ERAS数据整合模块如下表所示（表7-4）。

表7-4　数据整合分析总记录表

一、术前相关记录汇总表				
病例所属范围	□肝脏肿瘤	手术方式	□解剖性肝切除术	
	□胆管下段肿瘤		□非解剖性肝切除术	
	□肝内胆管结石		□胰十二指肠切除术	
	□胰腺肿瘤		□保留脾脏胰体尾切除术	
	□十二指肠乳头肿瘤		□胰腺中段切除术	
	□肝外胆管结石		□保留十二指肠胰头切除术	
	□肝门胆管肿瘤		□肝门胆管癌根治术	
	□胆囊肿瘤		□胆囊癌根治术	
	□脾脏肿瘤		□胆管切开取石+胆道探查术	
手术入路	□开腹手术		□脾切除术	
	□腹腔镜手术		□联合脾脏胰体尾切除术	

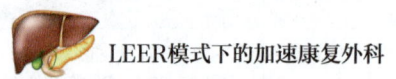

LEER模式下的加速康复外科

续表

病例总数	***例	男性	***例	平均年龄	***岁	最高年龄	***岁
		女性	***例			最小年龄	***岁
平均身高	***cm	平均体重	*** kg	平均BMI		***	

干预前身体机能指标（平均）			
体脂率	皮下脂肪	体水分	骨量
***%	***%	***%	***kg
内脏脂肪	基础代谢率	骨骼肌率	蛋白质
***级	***kcal	***%	***%
总胆红素	直接胆红素	营养风险评分	VAS疼痛评分
***	***	***	***
心晴指数评分	ECOG体能评分	ICG-R15	Child-pugh评分
***	***	***	***

干预后身体机能指标（平均）			
体脂率	皮下脂肪	体水分	骨量
***%	***%	***%	***kg
内脏脂肪	基础代谢率	骨骼肌率	蛋白质
***级	***kcal	***%	***%
总胆红素	直接胆红素	营养风险评分	VAS疼痛评分
***	***	***	***
心晴指数评分	ECOG体能评分	ICG-R15	Child-pugh评分
***	***	***	***

既往个人史、疾病史整合记录统计			
合并基础疾病病例总数	病例编号	有既往手术史病例总数	病例编号
***例	***	***例	***
有吸烟史病例数	病例编号	有饮酒史病例数	病例编号
***例	***	***例	***

二、术中相关记录汇总表

腹腔镜中转例数	术中输血例数	平均手术时长	平均术中出血量	平均安置引流管数	PACU平均VAS评分
***例	***例	***小时	***ml	***根	***分

术中输血相关数据统计		
红细胞悬液	新鲜冰冻血浆	血小板
***u	***ml	***U

续表

三、术后相关记录汇总表							

（1）疼痛相关数据整合表

出现≥3分病例数	病例编号	镇痛不良反应病例数	病例编号	VAS评分总次数		VAS评分平均分	镇痛满意度平均分
				总次数	人均次数		
***例	***	***例	***	***	***	***分	***分

疼痛位置区域分布例数						
切口	右上腹	左上腹	脐周	右下腹	左下腹	其他
***例	***例	***例	***例	***例	***例	***例

（2）运动康复相关数据整合表

总康复训练次数	人均康复训练次数	平均首次卧位训练时间	平均首次坐位训练时间	平均首次站位训练时间	平均首次辅助行走训练时间	平均首次独立行走训练时间
***次	***次	***天	***天	***天	***天	***天

（3）饮食营养相关数据整合表

平均首次管喂滋养饮食时间	平均首次经口流质饮食时间	平均首次半流质饮食时间	平均首次软质食时间	平均首次普通饮食时间
***天	***天	***天	***天	***天

（4）心理疏导相关数据整合表

存在术后情绪不良总例数				病例编号			
例							
	术后当天	术后1天	术后2天	术后3天	术后4天	术后5天	术后6天	术后7天
轻度例数	***例	***例	***例	***例	***例	***例	***例	***例
中度例数	***例	***例	***例	***例	***例	***例	***例	***例
重度例数	***例	***例	***例	***例	***例	***例	***例	***例

（5）术后工作过程结果整合表

平均首次下床活动时间	平均首次肛门排气时间	平均首次肛门排便时间	平均胃管拔除时间	平均尿管拔除时间
***	***	***	***	***
平均1号引流管拔除时间	平均2号引流管拔除时间	平均3号引流管拔除时间	平均改为口服止痛药时间	平均停用物理止痛时间
***	***	***	***	***
平均拔除镇痛泵时间	平均停用肠外营养时间	平均术后住院天数	平均住院总费用	平均住院满意度
***	***	***	***	***

平均首次进食时间	平均术后拆线时间
***	***

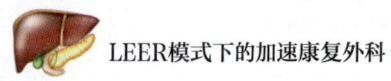

续表

管喂饮食例数	经口饮食例数	甲级愈合例数	乙级愈合例数	丙级愈合例数
***例	***例	***例	***例	***例

（6）术后身体机能指标整合表

术后第4天（平均）			
体脂率	皮下脂肪	体水分	骨量
***%	***%	***%	***kg
内脏脂肪	基础代谢率	骨骼肌率	蛋白质
***级	***kcal	***%	***%

出院当天（平均）			
体脂率	皮下脂肪	体水分	骨量
***%	***%	***%	***kg
内脏脂肪	基础代谢率	骨骼肌率	蛋白质
***级	***kcal	***%	***%

（7）术后吻合口漏相关并发症统计整合表

胰漏例数			病例编号		
***例			***		
平均术后出现时间			平均术后持续时间		
***天			***天		
A级例数	B级例数	C级例数	保守治疗	介入治疗	手术治疗
***例	***例	***例	***例	***例	***例
胆漏例数	病例编号		肠漏例数	病例编号	
***例	***		***例	***	
出现时间	平均持续时间		出现时间	平均持续时间	
***天	***天		***天	***天	
保守治疗	介入治疗	保守治疗	保守治疗	介入治疗	保守治疗
***例	***例	***例	***例	***例	***例

（8）术后出血相关并发症统计整合表

总出血病例数		胃肠道出血病例数		
***例		***例		
病例编号		平均出现时间	平均持续时间	
		***天	***天	
***		保守治疗	介入治疗	手术治疗
		***例	***例	***例
胆道出血例数	病例编号	腹腔出血例数	病例编号	
***例	***	***例	***	

续表

出现时间	平均持续时间	出现时间	平均持续时间		
***天	***天	***天	***天		
保守治疗	介入治疗	保守治疗	保守治疗	介入治疗	保守治疗
***例	***例	***例	***例	***例	***例

（9）其他相关并发症统计整合表

胃排空延迟例数	胃瘫例数	心肺并发症例数	颅脑并发症例数	非计划再次手术例数
***例	***例	***例	***例	***例
病例编号	病例编号	病例编号	病例编号	病例编号
***	***	***	***	***
切口相关并发症例数		病例编号		
***例		***		
切口感染	切口出血	切口裂开	切口疝	其他
***例	***例	***例	***例	***例

（10）入组病例病检结果统计整合表

a. 胰十二指肠切除术

	Ⅰa	Ⅰb	Ⅱa	Ⅱb	Ⅲa	Ⅲb	Ⅳa	Ⅳb
胰腺癌	***例	***例	***例	***例	***例	***例	***例	***例
胆总管下段癌	***例	***例	***例	***例	***例	***例	***例	***例
乳头癌	***例	***例	***例	***例	***例	***例	***例	***例
壶腹癌	***例	***例	***例	***例	***例	***例	***例	***例
良性肿瘤	***例	交界性肿瘤			***例	其他		***例

b. 肝门胆管癌根治术

Ⅰ型		Ⅱ型		Ⅲa型		Ⅲb型		Ⅳ型
***例		***例		***例		***例		***例
	Ⅰa	Ⅰb	Ⅱa	Ⅱb	Ⅲa	Ⅲb	Ⅳa	Ⅳb
胆管癌	***例	***例	***例	***例	***例	***例	***例	***例

c. 胰腺局部切除术

	Ⅰa	Ⅰb	Ⅱa	Ⅱb	Ⅲa	Ⅲb	Ⅳa	Ⅳb
胰腺癌	***例	***例	***例	***例	***例	***例	***例	***例
良性肿瘤	***例	交界性肿瘤			***例	其他		***例

d. 胆囊癌根治术

	Ⅰa	Ⅰb	Ⅱa	Ⅱb	Ⅲa	Ⅲb	Ⅳa	Ⅳb
腺癌	***例	***例	***例	***例	***例	***例	***例	***例
乳头状癌	***例	***例	***例	***例	***例	***例	***例	***例

续表

鳞状 细胞癌	***例	***例	***例	***例	***例	***例	***例	***例
其他	***例	***例	***例	***例	***例	***例	***例	***例

e. 肝切除术

	Ⅰa	Ⅰb	Ⅱa	Ⅱb	Ⅲa	Ⅲb	Ⅳa	Ⅳb
HCC	***例	***例	***例	***例	***例	***例	***例	***例
ICC	***例	***例	***例	***例	***例	***例	***例	***例
混合 细胞癌	***例	***例	***例	***例	***例	***例	***例	***例
其他 恶性肿瘤	***例	***例	***例	***例	***例	***例	***例	***例
血管瘤	***例	肝胆管结石		***例		其他		***例
FNH	***例	寄生虫		***例				

f. 脾切除术

	Ⅰa	Ⅰb	Ⅱa	Ⅱb	Ⅲa	Ⅲb	Ⅳa	Ⅳb
恶性肿瘤	***例	***例	***例	***例	***例	***例	***例	***例
良性肿瘤	***例		脾亢	***例		其他	***例	

谢青云　赵　雄

第五节　出院后患者随访系统的建立

出院随访是指患者出院后医护人员通过电话、多媒体介质和上门家庭访视等多种途径定期访问患者，了解并记录经治疗后患者是否存在与诊断、治疗和护理相关的各种问题，并给予相应处置和建议意见的过程。其意义在于将医疗服务延伸至出院后，使住院患者即便已出院仍然能够得到医院对其院外的康复指导和科学、便捷的治疗服务。对此建立的资料收集、存储和可供提取用于分析的信息系统构成患者出院后随访系统。

一、随访系统的建立

成立加速康复外科出院患者随访小组，由科室护士长负责组成LEER模式小组，并纳入临床责任护士、主治医师、信息工程维护人员，以LEER模式的核心理念为基础，围绕疼痛、活动、饮食、心理四个目标将患者的疼痛、活动、饮食、心理等作为随访主要内容，建立规范、完善、高效、快速、便捷的随访系统。该系统中的患者信息由医院信息系统（HIS系统）自动提取，确保了数据的准确性，减少了人工录入所带来的差错，节省了人力成本，可操作性强。

二、随访信息内容

随访信息内容如下表所示（表7-5）。

表7-5　随访信息内容

医疗组	姓名	性别	年龄
***	***	***	***
职业	住院号	床号	地址/电话
***	***	***	***
专科疾病诊断	□肝脏肿瘤	□胰腺肿瘤	□肝门胆管肿瘤
	□胆管下段肿瘤	□十二指肠乳头肿瘤	□胆囊肿瘤
	□肝内胆管结石	□肝外胆管结石	□脾脏肿瘤
手术方式	□开腹□腹腔镜		□解剖性肝切除术
			□非解剖性肝切除术
			□胰十二指肠切除术
			□胰体尾切除术 □保脾 □联合脾脏切除
			□胰腺中段切除术
			□保留十二指肠胰头切除术
			□肝门胆管癌根治术
			□胆囊癌根治术
			□胆管切开取石+胆道探查术
			□脾切除术
入院日期	手术日期	出院日期	治疗结果
年月***日	***年***月***日	***年***月***日	□治愈 □好转 □未愈 □其他

（1）疼痛相关情况

疼痛情况	疼痛部位	疼痛程度	伤口愈合情况
□无疼痛 □有疼痛	□切口 □右上腹 □左上腹 □脐周 □右下腹 □左下腹 □其他	□轻度疼痛 □重度疼痛 □重度疼痛	□已拆线 □未拆线 □良好 □红肿 □渗液 □流脓

续表

（2）活动相关情况			
目前活动状态	日常活动情况	活动耐力情况	呼吸系统情况
□居家休息状态 □轻度工作状态 □完全工作状态	□无受限 □轻度受限 □严重受限	□轻度体力劳作 □中度体力劳作 □完全体力劳作	□无不适 □轻度不适 □严重不适

（3）饮食相关情况			
进食种类	进食量	进食后反应	大小便情况
□普通饮食 □低脂低盐饮食 □糖尿病饮食	□正常 □轻度减少 □明显减少	□无特殊 □恶性、呕吐 □腹胀 □反酸、嗳气	□正常 □腹泻□便秘 □尿频、尿急 □尿黄

（4）心理相关情况			
目前心理状态		是否需要提供心理疏导支持	
□良好　□轻度情绪不良 □中度情绪不良　□重度情绪不良		□需要　□不需要	
随访日期	预约返院 门诊随访日期	随访人	服务评价
年月***日	***年***月***日	***	□很满意 □满意 □一般 □不满意

刘学英　杨　洁

多目标管理护理工作小组的建立和流程实施

　　随着加速外科理念的推行，加速康复外科护理也逐渐发展成为执行这一工作不可或缺的重要组成部分，受到众多临床护理专家、学者的重视和关注，成为继"循证护理"之后的另一学术研究方向。护士在加速康复外科的护理方案中直接提供有效、全面的服务，在加速康复外科应用的多学科协作中发挥着重要的枢纽作用。目前加速康复外科护理方案中的措施是以过程为导向，涵盖了从术前到出院后的整个过程，措施之间多为独立的内容，关联性较少，造成了护士理解和记忆困难，不易掌握，影响了加速康复外科护理措施的执行，落实率低。基于LEER模式的四个阶段核心目标："少痛""早动""早食""安心"的提出，以及患者在围手术期涉及的护理工作要求，为了使这些具体措施能精准实施，我们提出、规划并设计成立了多目标管理护理工作小组来有效地发挥并指导加速康复外科护理工作的扎实开展来提高相关措施的严格执行率和保障患者依从性的提高。

第一节　多目标管理护理工作小组的建立

　　多目标管理护理工作小组是指围绕各自的工作目标，由分工不同的护士组成的护理小组根据各自不同的工作要求去精准对接完成各自的工作目标而设立。

一、健康教育管理护理工作小组
（一）组建健康教育小组，鼓励患者及家属参与
　　有研究表明，开展多元化健康教育，能够提高患者的依从性。我们组建健康教育护理管理小组，围绕着患者从入院、术前、术中、术后、出院这五大环节，从宣教的形式上、内容上深入开展健康教育，提出医护患共同参与的健康教育形式。

随着自媒体时代的到来，人们不再满足于传统的纸质宣教形式，为了提升宣教效果，由护理骨干组成的健康教育管理小组，筛选出专科常见病和手术方式，制作出宣教手册、宣教视频、宣教展板、床旁宣教单等，在内容上涵盖了围手术期康复操、ERAS围手术期宣教、手术相关知识等各方面的内容，并制作成二维码，张贴在病房醒目位置，同时，上传到科室微信公众号，供患者及家属随时扫码观看。病区走廊两侧的墙壁上张贴ERAS康复操4S训练宣传展板（图8-1），每间病房及病区内患者休息区的电视上每日滚动播出宣教视频（图8-2），对新入患者及次日手术患者进行集中宣教和一对一宣教相结合。悬挂于患者床头的ERAS围手术期宣教单上内容涵盖了从入院到出院每一个重要时间节点，由责任护士每日根据患者具体情况对照宣教单进行健康教育，患者对宣教掌握情况进行反馈，形成护患互动，共同提升宣教效果（见表8-1、表8-2）。

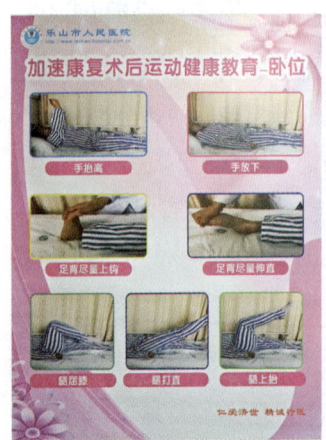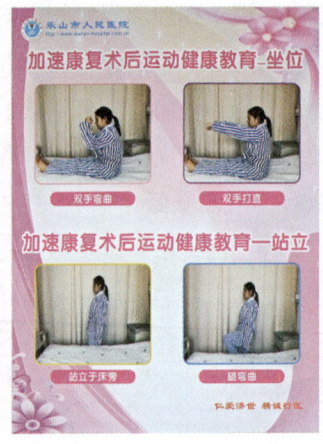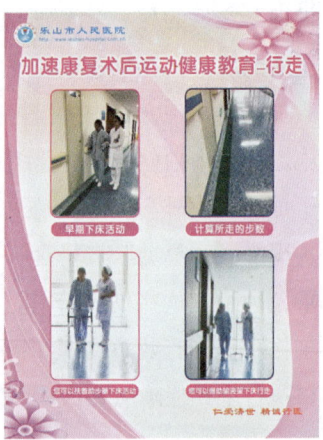

图8-1　4S训练宣传展板

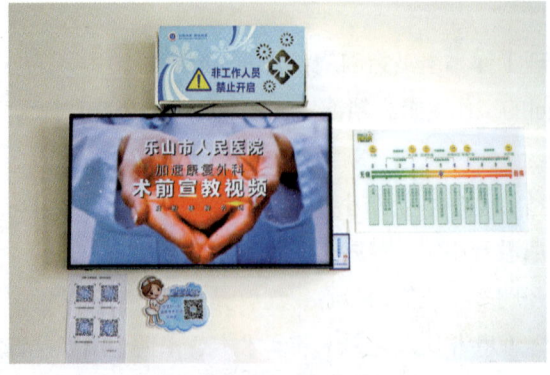

图8-2　病房电视播放宣教视频

表8-1　ERAS围手术期宣教单（一）

入科宣教　　姓名：　　　床号：　　　住院号：　　　入院日期：

亲爱的病员及家属朋友：
为了您的健康安全，现为您作如下介绍：
1. 您的责任护士将负责您所有的治疗和护理工作，请您记住他的名字，这对您很重要！此外，病房内的"温馨提示牌"上也有他的名字，他会很乐意为您提供帮助
2. 时间安排
（1）医生查房时间：早上07:30～09:00，下午16:00～17:00（具体时间由当日手术结束时间决定）；这段时间请在病房里等待，有什么问题比如治疗、手术等问题可以问主管医生会更好；外科医生因手术等原因，下午查房时间可能有变化，请谅解
（2）治疗时间：每天08:30～16:00为治疗及检查时间，请保持病房环境安静
（3）营养餐厅订餐时间：早餐:前一日下午，午餐：上午10:00以前，晚餐：14:00以前，订餐后会有配餐员至病房订餐
3. 检查注意事项
（1）抽血检查：入院后当日或者次日晨会进行抽血检查，因需空腹，抽血前请不要进食及饮水
（2）其余检查：检查前会提前发放检查单，请按照检查要求做相应准备；行动不便患者由中央运输工人陪同完成检查；危重患者由医生和中央运输工人陪同完成检查
4. 安全注意事项
（1）贵重物品请自行妥善保管，以防遗失
（2）为保障患者安全及治疗，病房内严禁使用电水壶、电饭煲等大功率电器
（3）安全楼梯有两处，请注意查看病房门后的消防疏散指示图
5. 陪伴及探视制度
（1）为减少术后伤口及肺部感染的风险，保障患者的顺利康复，原则上留陪一人，以免增加感染风险
（2）学龄前儿童由于免疫功能低下，不要带入病房；凡有发热、感冒等呼吸道疾病的亲属最好不要到病房探视
（3）为防止交叉感染，陪伴探视人员不要在病床上坐卧
6. 正确佩戴腕带：腕带将作为您身份识别的重要标志，请佩戴至出院
7. 请您抽时间阅读病房内健康教育手册，如还有其他疑问，请询问责任护士
8. 如您有更好的建议可以写下，我们会根据您的需求不断完善，认真执行
9. 我科为"加速康复（ERAS）标准化病房"，根据医疗团队的评估符合入组的患者我们将严格落实ERAS相关措施，我们的目标是"少痛""早动""早食""安心"

内　　容		
环境介绍	病房管理要求（电视、物品放置、备餐间）	
	安全宣教（消防通道、禁烟、财产安全）	
住院期间 注意事项	戒烟/酒	
	预防感冒	
	吹气球/呼吸训练器/爬楼训练	
	ERAS宣教	
	康复操训练	
宣教人：	患者/家属签名：	质控人：

续表

请您注意：

1. 当有头晕、心慌等不适或病情变化时请按床头呼叫铃；我们会及时为您解决，如果我们未能及时为您解决时请耐心等待，我们会尽最大努力尽快为您解决

2. 翻身或下床活动时请保护好引流管，避免折叠、受压，防止脱落

3. 留置针穿刺的肢体，请保持干燥，避免过度活动，如有输液部位肿胀、疼痛时请记得呼叫我们

4. 请保管好您的财物，不要相信别人的搭讪

5. 患者需要安静的休养环境，请不要在病室中长时间逗留。不要在病区及护士站大声讲话

6. 输液时请注意输液管内有无空气，如有请呼叫我们，不要自行解决

7. 住院期间不要外出，以免耽误检查或者治疗

8. 安置心电监护仪或微量泵等不方便下床活动时，请床上解便，吸氧的患者请不要随意调节氧流量，不随意取下氧气管，如有需要请呼叫我们

表8-2　ERAS围手术期宣教单（二）

宣教内容			签字	
			宣传人	家属
手术	1. 管道管理	1. 胃管 鼻胆管 尿管 血浆管 T管 营养管 深静脉管 　其他：		
	2. 镇痛泵	2. 有 无		
	3. 卧位指导	3. 半卧 平卧 去枕 侧卧 端坐 其他：		
	4. 监护	4. 心电监护 吸氧 血氧饱和度		
	5. 药物指导	5. 常规：消炎抗感染 保肝 护胃 止血 止痛 　抗酸碱失常、电解质紊乱 　特殊用药：利尿 抑制胰腺分泌 降压 降糖		
	6. 饮食指导	6. 禁食水 流食 半流食 普食 低盐 低脂 糖尿病饮食 　软食 其他：		
	7. 专科指导	7. 压疮高危防护措施 跌倒/坠床高危防护措施 　VTE高危防护措施 脱管高危防护措施		
质控人		日期	效果评价　好　一般　差	
术后第一天	1. 管道管理	1. 胃管 鼻胆管 尿管 血浆管 T管 营养管 深静脉管 　其他		
	2. 镇痛泵	2. 有 无		
	3. 卧位指导	3. 半卧 平卧 去枕 侧卧 端坐 其他		
	4. 监护	4. 心电监护 吸氧 血氧饱和度		
	5. 药物指导	5. 常规：消炎抗感染 保肝 护胃 止血 止痛 　抗酸碱失常、电解质紊乱 　特殊用药：利尿 抑制胰腺分泌 降压 降糖		
	6. 饮食指导	6. 低脂 禁食水 流食 半流食 普食 低盐 糖尿病 软食 　其他		
	7. 专科指导	7. 压疮高危防护措施 跌倒/坠床高危防护措施 　VTE高危防护措施 脱管高危防护措施		
质控人		日期	效果评价　好　一般　差	

续表

宣教内容			签字	
			宣传人	家属
术后第二天	1. 卧位指导	1. 半卧　预防压疮　压疮高危　压疮患者　是否落实相关宣教及措施		
	2. 活动指导	2. 床上活动　床旁活动　自行活动　跌倒高危　跌倒患者　是否落实宣教及措施		
	3. 肺功指导	3. 深呼吸　咳嗽排痰　吹气球　拍背　机械排谈　呼吸训练		
	4. 药物宣教	4. 常规：消炎抗感染　保肝　护胃　止血　止痛　抗酸碱失常　电解质紊乱　特殊用药：利尿　抑制胰腺分泌　降压　降糖		
	5. 饮食指导	5. 低脂　禁食水　流食　半流食　普食　低盐　糖尿病　软食　其他		
	6. 专科指导	6. 压疮高危防护措施　跌倒/坠床高危防护措施　VTE高危防护措施　脱管高危防护措施		
质控人		日期　　　　　效果评价　　好　　　一般　　　差		
术后第三天	1. 卧位指导	1. 半卧　预防压疮　压疮高危　压疮患者　是否落实相关宣教及措施		
	2. 活动指导	2. 床上活动　床旁活动　自行活动　跌倒高危　跌倒患者　是否落实宣教及措施		
	3. 肺功指导	3. 深呼吸　咳嗽排痰　吹气球　拍背　机械排痰　呼吸训练		
	4. 药物宣教	4. 常规：消炎抗感染　保肝　护胃　止血　止痛　抗酸碱失常　电解质紊乱　特殊用药：利尿　抑制胰腺分泌　降压　降糖		
	5. 饮食指导	5. 低脂　禁食水　流食　半流食　普食　低盐　糖尿病　软食　其他		
	6. 专科指导	6. 压疮高危防护措施　跌倒/坠床高危防护措施　VTE高危防护措施　脱管高危防护措施		
质控人		日期　　　　　效果评价　　好　　　一般　　　差		
术后第四天	1. 卧位指导	1. 半卧　预防压疮　压疮高危　压疮患者　是否落实宣教及措施		
	2. 活动指导	2. 床上活动　床旁活动　自行活动　跌倒高危　跌倒患者　是否落实相关宣教及措施		
	3. 肺功指导	3. 深呼吸　咳嗽排痰　吹气球　拍背　机械排谈　呼吸训练		
	4. 药物宣教	4. 常规：消炎抗感染　保肝　护胃　止血　止痛　抗酸碱失常　电解质紊乱　特殊用药：利尿　抑制胰腺分泌　降压　降糖		
	5. 饮食指导	5. 低脂　禁食水　流食　半流食　普食　低盐　糖尿病　其他		
	6. 专科指导	6. 压疮高危防护措施　跌倒/坠床高危防护措施　VTE高危防护措施　脱管高危防护措施		
质控人		日期　　　　　效果评价　　好　　　一般　　　差		

续表

宣教内容			签字	
			宣传人	家属
术后第五天	1. 活动指导	1. 床上活动 床旁活动 自行活动 易发生跌倒患者 跌倒患者 是否落实相关宣教及措施		
	2. 药物宣教	2. 常规：消炎抗感染 保肝 护胃 止血 止痛 抗酸碱失常 电解质紊乱 特殊用药：利尿 抑制胰腺分泌 降压 降糖		
	3. 饮食指导	3. 禁食水 流食 半流食 普食 低盐 低脂 糖尿病饮食 软食 其他		
	4. 专科指导	4. 压疮高危防护措施 跌倒/坠床高危防护措施 VTE高危防护措施 脱管高危防护措施		
质控人		日期	效果评价 好 一般 差	
术后第六天	1. 活动指导	1. 床上活动 床旁活动 自行活动 易发生跌倒患者 跌倒患者 是否落实相关宣教及措施		
	2. 药物宣教	2. 常规：消炎抗感染 保肝 护胃 止血 止痛 抗酸碱失常 电解质紊乱 特殊用药：利尿 抑制胰腺分泌 降压 降糖		
	3. 饮食指导	3. 低脂 禁食水 流食 半流食 普食 低盐 糖尿病饮食 软食 其他		
	4. 专科指导	4. 压疮高危防护措施 跌倒/坠床高危防护措施 VTE高危防护措施 脱管高危防护措施		
质控人		日期	效果评价 好 一般 差	
出院	1. 饮食指导/活动 伤口 引流管护理 出院带药 其他注意事项 2. 住院期间满意度：满意 较满意 不满意 3. 建议或意见			

（二）建立以护理程序为依据的健康教育工作流程

1. 评估

对患者及家属的健康教育需求进行评估，了解其对所患疾病的知识及ERAS康复知识的掌握情况，包括对疾病或健康状况知识的掌握情况、对健康的需求和态度、患者及家属学习健康知识的能力等，评估的结果将指导健康教育计划的制订。

2. 诊断

在评估的基础上确定患者健康知识存在的问题，如有没有接收新知识的能力、依从性是否良好等，鼓励患者及家属说出自己的想法，为有针对性的提供个性化的健康教育方法找到关键点。

3. 计划

根据患者的情况有针对性地制订贯穿整个住院过程的健康教育计划，包括术前准备、术后康复指导、出院指导等全方位的内容。

4. 实施

通过一对一、集中宣教、视频宣教、发放宣教手册等多种形式，全面落实健康教育，重点突出在ERAS康复操、饮食、疼痛、心理护理等方面的指导，来落实健康教育计划，注重护患共同参与，根据患者及家属的文化层次、学习能力及掌握情况对重点内容进行强化教育，提高健康教育的效果。

5. 评价

落实健康教育评价与质量控制，在整个ERAS宣教过程中要遵循PDCA质量控制原则，入院宣教质量在术前宣教时进行效果评价，术前宣教质量在术后宣教时进行效果检验和改进，每一天的宣教都是在对前面所有宣教工作的质量控制，针对患者掌握的情况进行补充和修订，并继续落实下一环节的宣教工作。每天有专职护士负责对照床旁宣教单进行宣教工作的质量检查，LEER-ERAS小组在住院的每个环节负责对自己小组宣教工作完成进行质量检查。

二、疼痛管理护理工作小组

随着医学的进步与发展，疼痛已成为继血压、体温、呼吸、脉搏后的第五大生命体征。术后疼痛管理不佳会引起患者因疼痛影响而无法进行的功能锻炼，导致患者功能恢复延长，增加患者术后并发症的发生，延长患者住院时间和增加治疗费用。疼痛管理护理工作小组从入院时开始参与到患者的疼痛管理中，发挥护士与患者接触时间多、便于观察和收集资料的优势，重点加强对患者的疼痛评估与观察、疼痛健康教育。

（一）患者主诉是金标准

将患者的主诉作为疼痛评估的金标准，患者说疼就是疼，患者说有多疼就有多疼，不要加入医护人员的主观臆断。邀请患者参与疼痛管理，入院时就教会其掌握疼痛评分的原则，正确理解并能准确表达疼痛的程度，有助于提高疼痛评估的准确性（图8-3）。疼痛管理护理小组对患者掌握情况进行效果评价和记录，加强与医疗团队的沟通，确保疼痛管理措施及时有效落实。

（二）遵循常规、量化、全面、动态的评估原则

将疼痛评估列入护理常规监测内容，在患者入院时对每位患者进行常规评估，疼痛评分≤3分，每周至少记录1次；疼痛控制稳定者，应定期进行常规评估。规范使用统一的疼痛评估工具，采用自评工具+他评工具相结合的方法进行评估，自评工具包括数字评分法、脸谱评分法、视觉模拟评分法、语言等级评定量表，他评工具采用的是疼痛综合评分量表。全面的原则是指在评估内容上应当包括疼痛部位、程度、用药、用药后缓解程度，以及疼痛对患者生活的影响程度，如是否影响了日常生活、情绪、行走能力、日常工作、生活兴趣、睡眠及与他人交往情况等。全面评估的时机要求在患者入院2小

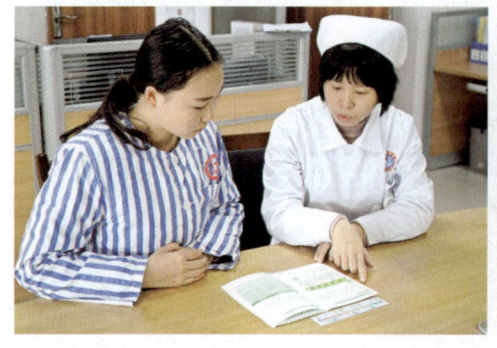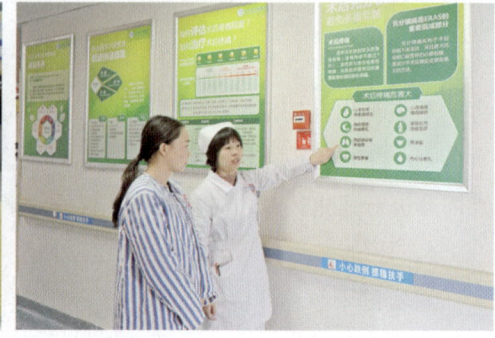

图8-3　为患者进行疼痛评估指导

时内完成初筛，8小时内进行首次全面评估，出现新发疼痛、疼痛性质或镇痛方案改变时进行1次全面评估。动态评估应贯穿疼痛管理的全过程，在病情变化时、用止疼药后、手术后进行重点评估。持续动态地评估疼痛变化情况、镇痛治疗的效果以及药物不良反应等。

　　在给患者进行疼痛评估时应注意以患者而不是医务人员的评估为准，充分相信患者的自评结果，不仅要评估患者静息状态，而且还应综合评估深呼吸时、咳嗽时、下地行走时的疼痛强度，以及康复训练时的疼痛强度和对睡眠的影响程度等。

三、器官功能运动与康复管理护理工作小组

　　LEER模式中提出"早动"的目标，此处的"早动"是指针对所有运动功能康复采取的措施，包括了机体的外在运动和组织、器官功能的内在运动两大方面。手术后由于疼痛、创伤、麻醉、卧床、手术安置的各种管道等，会极大的抑制术后患者的各器官功能的运行和代谢，也会限制患者的外在运动。而早期器官功能的恢复和运动又是促进术后患者快速康复最为重要的条件之一，因此，成立器官功能康复管理护理工作小组可以精准对接各项治疗护理措施，实现"早动"的目标。

（一）外在运动康复

　　外在运动康复是指术后患者身体及器官的运动，根据患者康复活动的四个进程为患者落实"4S训练"，包括卧位、坐位、站立、行走时躯体的翻身，上肢、下肢的活动和胸廓的运动等。除此外还包括患者的表情动作、发声、咀嚼、吞咽、排便和排尿训练等康复运动的指导。外在运动所涉及的活动内容拍摄制作成ERAS围手术期康复操，除一对一指导外，每日在病房循环播放，指导患者运动。患者术后遵医嘱早期拔除胃、尿管，带管下床活动者依据统一的管道固定SOP流程图要求做好管道的固定，必要时使用我科专利产品"一种预防管道滑脱的挎包"，解决患者的顾虑，确保管道安全。

（二）内在运动康复

内在运动康复是指维持人体活动的所有代谢运动和器官活动，包括肺的呼吸、消化道的分泌、蠕动、排泄等。器官功能康复护理管理小组成员要做好患者身体状况的评估、加强与医疗团队的沟通，共同拟定康复计划，鼓励患者遵医嘱早期进食，完成肺功能康复训练并配合使用物理治疗，如超导治疗仪等来促进组织、细胞、器官等功能的早期康复。

四、进食与营养管理护理工作小组

食物是机体一切活动的能量来源，是胃肠道屏障功能的最好维护者。而且针对术前存在营养风险者，术后也要早期给予营养治疗，口服一些要素饮食是继续纠正营养风险最好的措施，对不能早期进食者也要早期给予胃肠外静脉营养。因此，早食则有利于患者的机能恢复，是促进术后快速康复的最好措施。进食和营养管理护理工作小组在患者入院时采用"营养风险筛查评分简表（NRS-2002）"进行营养评估（图8-4），计算BMI体质指数（图8-5），协助营养科完成患者的体成分分析，对于≥3分的患者由营养科全程跟进，落实营养干预，小组成员负责在住院期间进行动态的营养风险评估，同时根据患者的情况及医嘱提供个性化的营养指导。

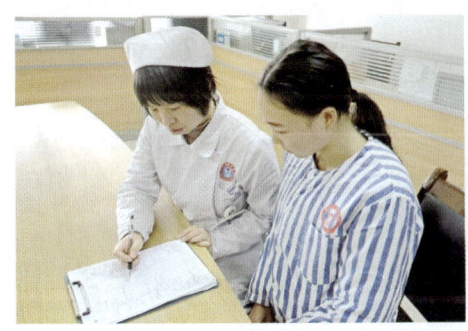
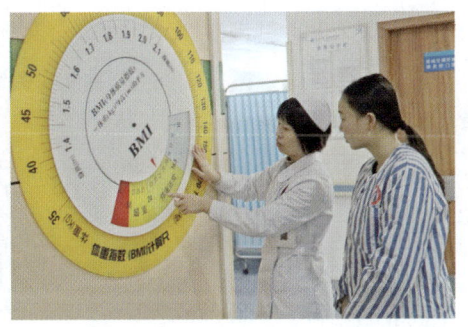

图8-4 护士采用"营养风险筛查评分简表（NRS-2002）"进行营养评估　　图8-5 护士为患者计算BMI体质指数

五、心理护理管理工作小组

情感是关乎患者能否顺利康复的重要因素。对情感的干预是针对因创伤、恐惧等应急给患者带来的精神方面的影响而采取的措施。术前不健康的心理状态不仅对患者身心健康产生不良影响，同时对临床治疗和疾病预后也带来巨大影响和灾难性后果。心理护理管理小组由精神专科护士担任小组长，围绕提高患者的心理应激适应能力，缓解紧张情绪，让患者安心的目标，与心身医学科共同合作开展工作。在营造温馨良好就医环境的基础上，采用"华西心晴指数评估量表"对每一位患者开展心理状况评估（图8-6），≥13分的患者进行班班交接，重点管理，并请心身医学科介入进行全面管理。心理管理护理工作小组成员负责动态评估与措施的落实和观察。必要时对术前焦虑、紧张患者，采用镇静或抗焦虑治疗。

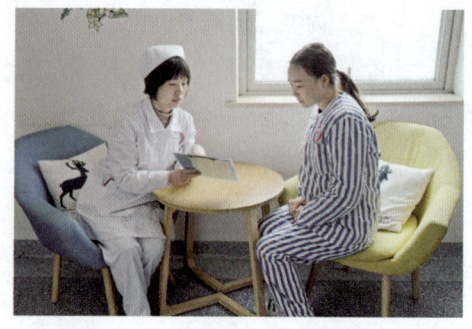

图8-6　为患者实施心理评估与护理

杨　洁　雷泽华

第二节　多目标管理护理工作小组的职责

一、疼痛管理护理工作小组成员工作职责

1. 在护理部和护士长指导下加强患者疼痛的护理管理工作，促进患者康复。

2. 坚持人人进行疼痛评估的原则，落实疼痛评估率100%，认真评估，及时汇报医生，请医生及时处理疼痛。

3. 制定并组织落实疼痛护理的相关制度，及时落实规范的疼痛措施。准确观察、识别、报告和处理疼痛。

4. 保证和检查与疼痛治疗相关的各类导管的有效固定，标识醒目，并做好交接班。

5. 正确应用疼痛评估工具，收集资料不断改进疼痛管理方法。为临床提供更加科学高效的资料。

6. 观察和收集疼痛护理过程中的效果和不良反应，积极参与原因分析，及时找到合适的处理方法。

7. 为患者在不同阶段提供正确的疼痛指导。

8. 负责完成与归档病区的疼痛治疗护理与管理质控等相关资料。

二、器官功能运动与康复管理护理工作小组成员工作职责

1. 在护理部和护士长指导下工作，加强患者器官功能运动与康复护理的指导。

2. 制定并组织落实器官功能运动与康复护理小组工作流程以及ERAS康复护理质量评价标准等相关制度。

3．熟练掌握康复护理理论及护理技术，运用于护理临床实践，为患者在不同阶段提供正确的康复指导。

4．参加科内外器官功能运动与康复护理查房及病例讨论，解决相关护理问题，指导临床康复护理工作。

5．承担ERAS康复护理、延伸护理及患者健康指导工作。

6．承担科室康复护理教学工作，培养康复护理人员。

7．积极创新，开展器官功能运动与康复护理新业务、新技术及护理科研工作，促进康复护理技术的临床运用。

8．参加应急预案演练，做好突发事件的处理。

9．跟踪国内外器官功能运动与康复护理发展动态，不断学习，更新知识，提高康复护理工作知识和能力。

10．观察和收集康复护理过程中的效果和不良反应，积极参与原因分析，及时找到合适的处理方法。

11．负责完成并归档病区的康复治疗护理与管理质控等的相关资料。

三、进食与营养管理护理工作小组成员工作职责

1．在护理部和护士长指导下，加强患者营养的护理工作，促进患者康复。

2．坚持人人落实营养筛查原则，营养风险评估率100%，认真评估，必要时请营养科会诊。

3．制定并组织落实营养护理的相关制度，及时落实规范的营养措施。准确观察、识别、报告和处理营养高风险。

4．保证和检查与营养治疗相关的各类导管的有效固定，标识醒目，并做好交接班。

5．正确应用营养评估筛查工具，收集资料不断改进营养筛查方法。为临床提供更加科学高效的资料。

6．观察和收集营养护理过程中的效果和不良反应，积极参与原因分析，及时找到合适的处理方法。

7．为患者在不同阶段提供正确的饮食指导。

8．负责完成与归档病区的营养治疗护理与管理质控等的相关资料。

四、心理护理管理小组成员工作职责

1．负在护理部和护士长指导下工作，加强患者心理护理，促进患者康复。

2．制定心理护理管理专科小组工作职责，护理工作流程及质量评价标准等。

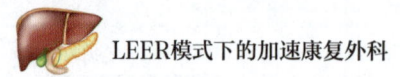

3．正确运用心理评估工具，做到新入院及转科患者心晴指数评估率为100%，准确观察、识别、报告和处理自杀高风险。

4．高危患者标识醒目，并做好交接班。

5．严格履行ERAS入组患者术前、术中、术后的动态心理评估，有针对性开展一般心理护理及支持性心理护理。

6．负责围手术期患者的心理疏导，了解患者的心理变化，并根据评估结果及时更改心理护理计划，必要时组织开展科室ERAS入组患者心理学方面的疑难病例讨论。

7．高危患者报告医生及时请心身医学科会诊。

8．使用精神药物治疗者做好用药指导，注意观察用药后的效果及不良反应，及时报告医生。

9．定期组织小组成员学习心理学相关知识，学习心理学领域的新技术、新方法，并及时有针对性的应用于临床心理护理工作中。

10．负责完成与归档心理护理管理小组质控的相关资料。

11．根据本专科小组发展的需要，有计划、有目的地收集整理临床数据，总结经验，拟定推广和应用本专科小组护理新成果、新技术、新理论和新方法。

第三节 多目标管理护理工作小组的工作流程

一、疼痛管理护理工作小组工作流程

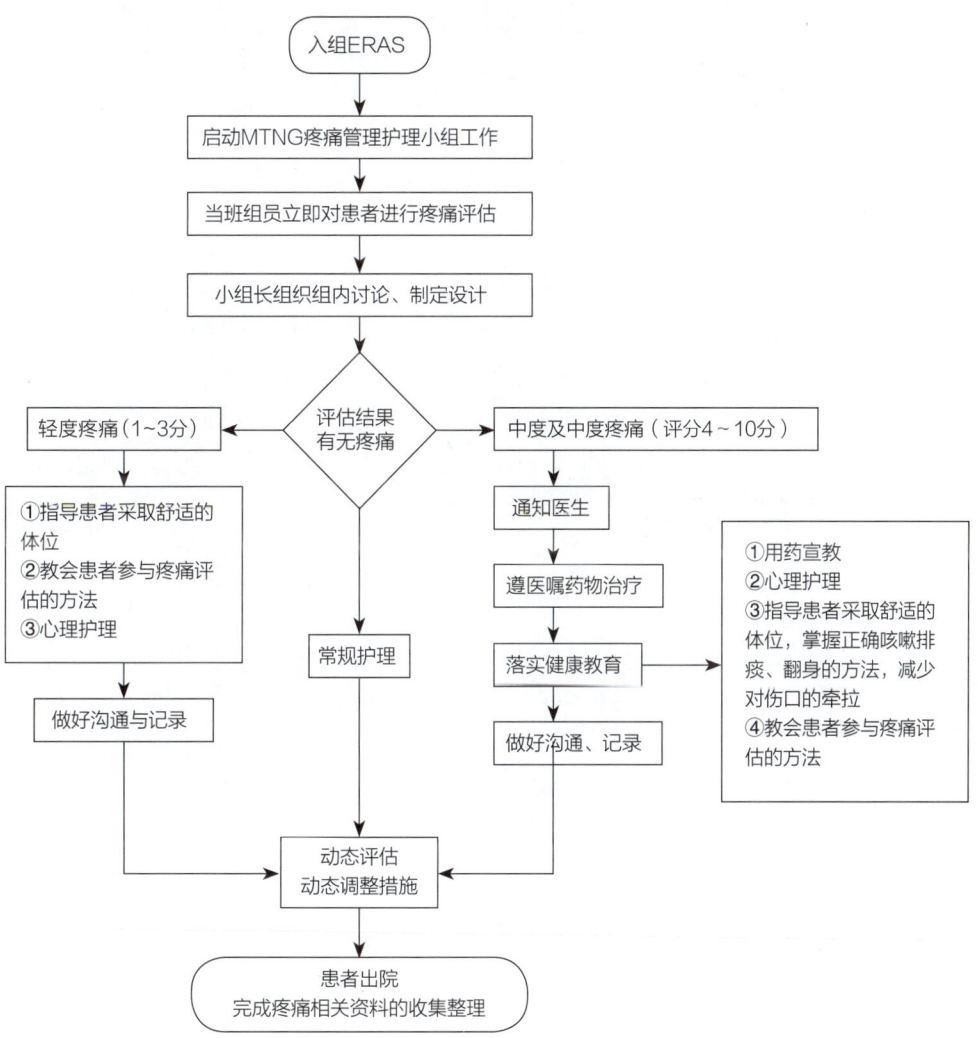

图8-7　疼痛管理护理工作小组工作流程

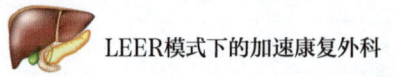

二、器官功能运动与康复管理护理工作小组工作流程

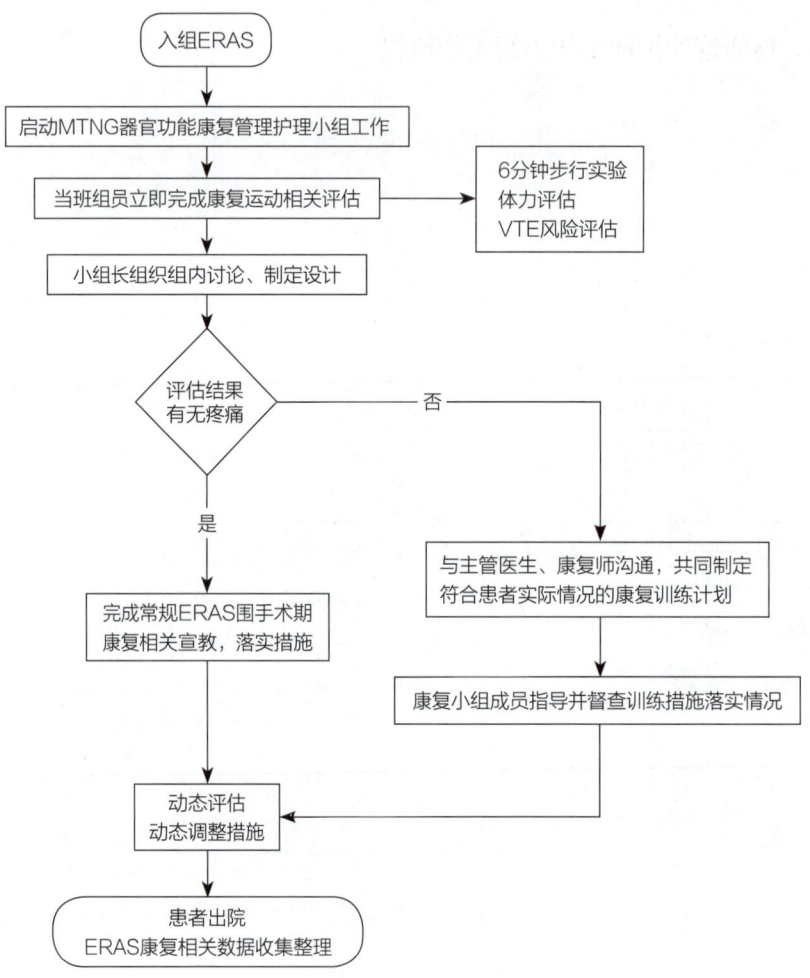

图8-8　器官功能运动与康复管理护理工作小组工作流程

三、进食与营养管理护理工作小组工作流程

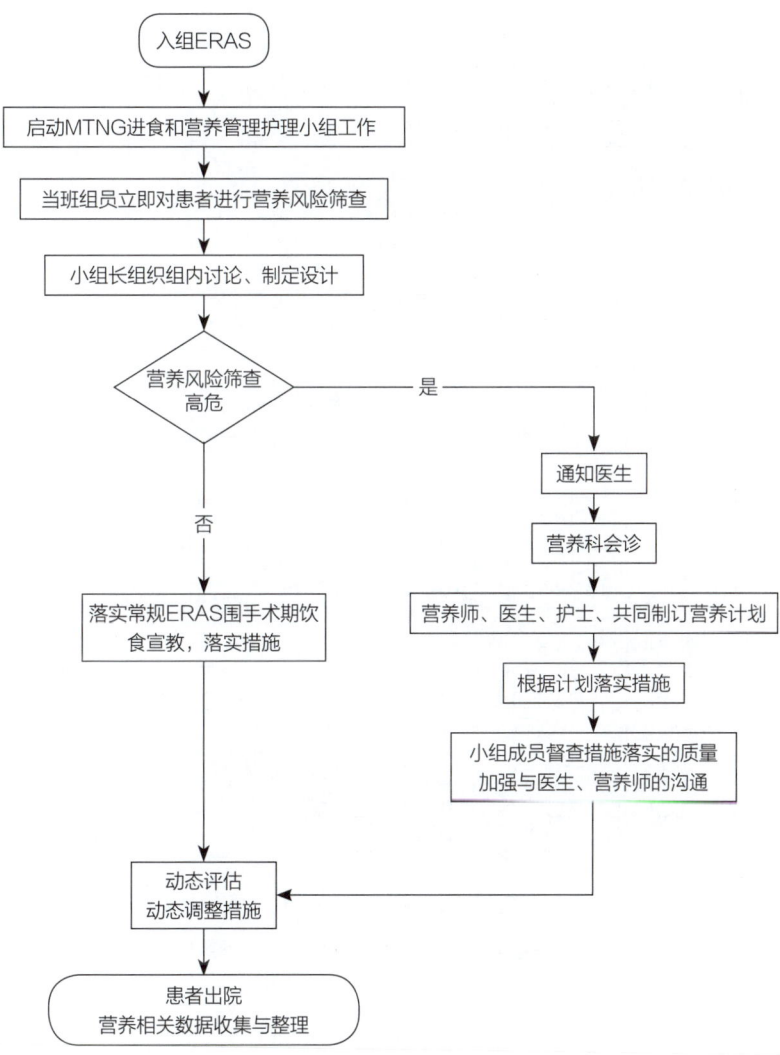

图8-9　进食与营养管理护理工作小组工作流程

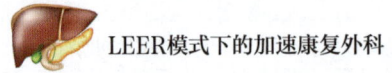

四、心理护理管理小组工作流程

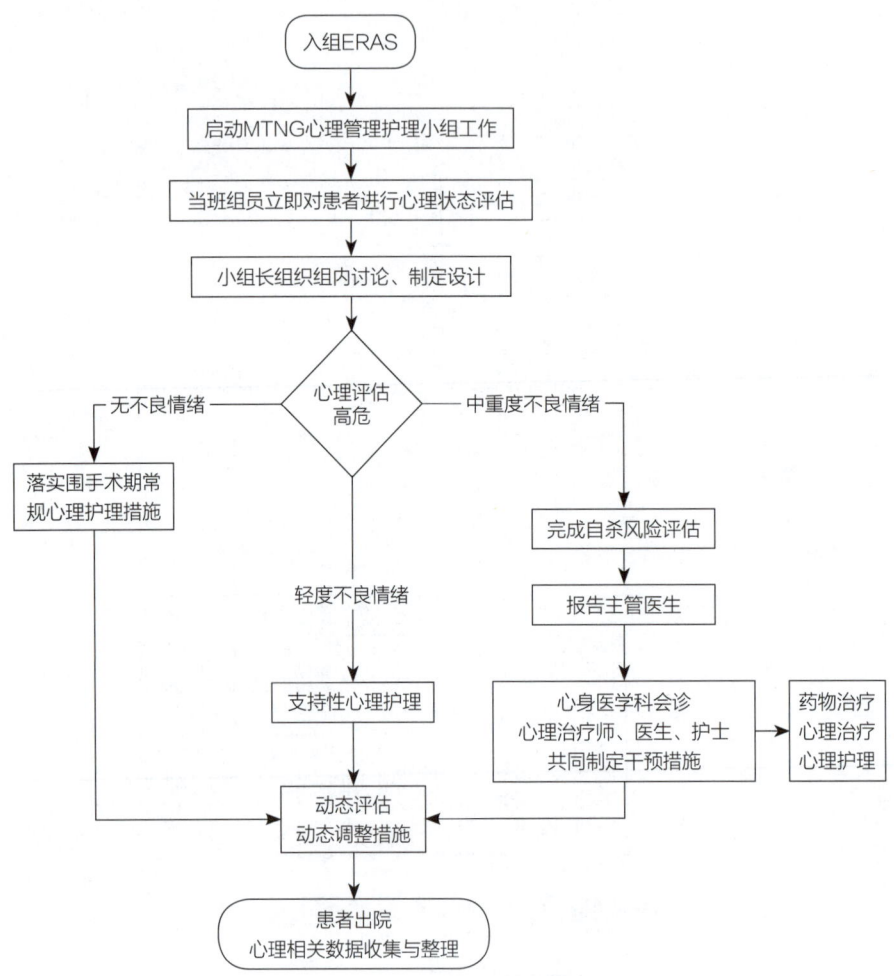

图8-10 心理护理管理小组工作流程

第四节　多目标管理护理工作小组工作质量标准

一、疼痛管理护理工作小组工作质量评价标准

表8-3　疼痛管理护理工作小组工作质量评价标准

检查时间：　　　　　检查人：　　　　　审核者：

检查项目	科室结果	病案号及检查结果			
小组成员知晓掌握LEER-ERAS模式疼痛小组工作职责、流程					
1.术前护理					
①及时完成疼痛评估并记录					
②评分准确，体现动态性					
③指导患者掌握脸谱图疼痛评估尺的运用方法					
④患者知晓疼痛评估方法，能自评					
⑤落实用药指导					
⑥落实咳嗽、翻身指导					
⑦患者/家属知晓用药注意事项					
⑧患者/家属知晓术后正确咳嗽、翻身的方法					
2.术后护理					
①及时完成疼痛评估并记录					
②评分准确，体现动态性					
③疼痛评估时机正确					
④患者能主动陈述疼痛，出现疼痛超预期时能主动要求处理					
⑤用药后有观察及反馈记录					
⑥使用镇痛措施后有健康指导并记录					
⑦自控式镇痛方案患者知晓自控式镇痛泵使用注意事项					
⑧患者/家属能正确咳嗽、翻身					
⑨指导患者出院后疼痛自我护理注意事项					
落实率					
接受检查者签名					

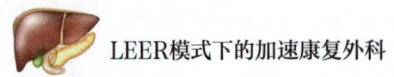 LEER模式下的加速康复外科

一、检查说明

1. 符号意义："√"表示正确（或完整），各项完全相符；"×"表示不正确（或不完整），有一项不符均属之；"NA"表示不适用或不涉及。

2. 检查频率：根据科室入组ERAS患者的实际情况决定检查频率。

3. 样本量：根据科室的实际情况决定检查样本量，但应达到统计学相关要求。

二、指标计算公式

1. 疼痛管理护理小组护理工作落实率（%）=检查完全正确（或完整）项目数/（总的检查项目数－不适用项目数）×100%。

2. 单项正确或完整率（%）=各单项检查结果正确（或完整）人数/（总的检查人数－不适用人数）×100%。

二、器官功能运动与康复管理护理工作小组工作质量评价标准

表8-4　器官功能运动与康复管理护理工作小组工作质量评价标准

检查时间：　　　　　　检查人：　　　　　审核者：

检查项目	科室结果	病案号及检查结果			
小组成员知晓掌握LEER-ERAS模式康复小组工作职责、流程					
1.术前护理					
①及时完成各类康复评估并记录					
②评分准确，体现动态性					
③制订康复护理计划					
④指导患者戒烟戒酒，观看《ERAS围手术期康复操》					
⑤指导患者床上运动					
⑥指导患者床上翻身、大小便、抬臀训练					
⑦指导患者呼吸功能训练、咳嗽、爬楼训练					
⑧患者/家属掌握以上措施					
⑨指导患者放松训练					
2.术后护理					
①术后两小时指导患者咀嚼口香糖					
②指导/协助患者手腕、脚踝、握拳运动					
③指导/协助患者床上翻身					
④指导/协助患者手肘、脚部运动					
⑤指导/协助患者咳嗽、呼吸功能训练					
⑥指导/协助患者床旁活动					

续表

检查项目					
⑦指导/协助患者离床活动及行走					
⑧术后早期拔胃、尿管，符合病情需要					
⑨患者/家属知晓术后活动的注意事项					
⑩患者/家属知晓使用康复医疗设备的注意事项					
⑪患者/家属知晓出院后护理和康复措施					
⑫患者/家属知晓出院后随访及生活注意事项					
落实率					
接受检查者签名					

一、检查说明

1. 符号意义："√"表示正确（或完整），各项完全相符；"×"表示不正确（或不完整），有一项不符均属之；"NA"表示不适用或不涉及。

2. 检查频率：根据科室入组ERAS患者的实际情况决定检查频率。

3. 样本量：根据科室的实际情况决定检查样本量，但应达到统计学相关要求。

二、指标计算公式

1. 器官功能运动与康复管理护理小组护理工作落实率（%）=检查完全正确（或完整）项目数/（总的检查项目数－不适用项目数）×100%。

2. 单项正确或完整率（%）=各单项检查结果正确（或完整）人数/（总的检查人数－不适用人数）×100%。

三、进食与营养管理护理工作小组工作质量评价标准

表8-5　进食与营养管理护理工作小组工作质量评价标准

检查时间：　　　　检查人：　　　　审核者：

检查项目	科室结果	病案号及检查结果		
小组成员知晓掌握LEER-ERAS模式营养小组工作职责、流程				
1.术前护理				
①及时完成营养风险筛查并记录				
②及时完成人体成分分析并记录				
③评分准确，体现动态性				
④高风险患者告知主管医生，及时请营养科会诊				
⑤落实饮食指导				
⑥患者/家属掌握饮食注意事项				
2.术后护理				

续表

检查项目				
①及时完成营养风险筛查动态评估并记录				
②高风险患者告知主管医生，及时请营养科会诊				
③为患者提供适宜的饮食指导				
④患者/家属知晓正确的进食方式，防止噎呛				
⑤静脉高营养患者知晓用药注意事项				
⑥管饲患者/家属知晓注意事项				
⑦肠道功能情况有观察记录				
⑧患者/家属知晓饮食注意事项				
⑨进食后有观察记录				
⑩有营养风险者，干预后完成人体成分分析并记录				
⑪患者/家属知晓出院后饮食注意事项				
落实率				
接受检查者签名				

一、检查说明

1. 符号意义："√"表示正确（或完整），各项完全相符；"×"表示不正确（或不完整），有一项不符均属之；"NA"表示不适用或不涉及。

2. 检查频率：根据科室入组ERAS患者的实际情况决定检查频率。

3. 样本量：根据科室的实际情况决定检查样本量，但应达到统计学相关要求。

二、指标计算公式

1. 进食与营养管理护理小组护理工作落实率（%）=检查完全正确（或完整）项目数/（总的检查项目数-不适用项目数）×100%。

2. 单项正确或完整率（%）=各单项检查结果正确（或完整）人数/（总的检查人数-不适用人数）×100%。

四、心理管理护理工作小组工作质量评价标准

表8-6　心理管理护理工作小组工作质量评价标准

检查时间：　　　　检查人：　　　　审核者：				
检查项目	科室结果	病案号及检查结果		
小组成员知晓掌握LEER-ERAS模式心理小组工作职责、流程				
1.术前护理				
①及时完成心晴指数评估并记录				
②制订心理护理计划				

③实施心理指导，有护患沟通交流记录						
④异常患者告知主管医生，及时请心身医学科会诊						
⑤服用精神类药物治疗者有服药后观察记录						
⑥异常患者床头有防自杀、防走失标识						
⑦患者/家属知晓用药目的、药物服用方法及注意事项						
⑧心晴指数评估准确，体现动态性						
⑨指导患者放松训练						
2.术后护理						
①及时完成心晴指数动态评估并记录						
②制定术后心理护理计划						
③实施心理指导，有护患沟通交流记录						
④异常患者告知主管医生，及时请心身医学科会诊						
⑤服用精神类药物治疗者有服药后观察记录						
⑥异常患者床头有防自杀、防走失标识						
⑦患者/家属知晓用药目的、药物服用方法及注意事项						
⑧指导患者放松训练						
⑨出院前完成心晴指数评估并记录						
⑩出院后需继续服药者知晓用药注意事项						
⑪高危患者/家属掌握居家护理注意事项						
落实率						
接受检查者签名						

一、检查说明

1. 符号意义："√"表示正确（或完整），各项完全相符；"×"表示不正确（或不完整），有一项不符均属之；"NA"表示不适用或不涉及。

2. 检查频率：根据科室入组ERAS患者的实际情况决定检查频率。

3. 样本量：根据科室的实际情况决定检查样本量，但应达到统计学相关要求。

二、指标计算公式

1. 心理管理护理小组护理工作落实率（%）=检查完全正确（或完整）项目数/（总的检查项目数-不适用项目数）×100%。

2. 单项正确或完整率（%）=各单项检查结果正确（或完整）人数/（总的检查人数-不适用人数）×100%。

杨 洁

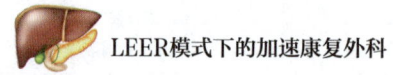

========= 第九章 =========

ERAS专属健康宣教与康复运动操

健康宣教是优质护理服务的内涵，是护理工作的重要组成部分。在ERAS工作开展的过程中，患者的依从性会影响ERAS措施的落实，而健康教育是提高患者依从性的主要措施，这就决定了ERAS有它所特有的健康宣教工作要求。护士作为患者在治疗过程中健康教育工作的主要实施者，其健康教育能力的高低会对健康教育的效果产生直接的影响。因此，ERAS健康宣教工作除了包含宣教的内容、宣教的形式、宣教的时机、开展宣教的地点以外，还涵盖了护理人员健康教育能力的培养。《围手术期康复运动操》作为ERAS健康宣教中的重要内容之一，对患者进行康复运动操的培训也是我们宣教工作所不可缺少的。同时，这些视频的录制解决了培训内容的标准化和培训内容的全面性，也为护理人员实实在在的减轻了工作强度和工作量。

一、护理人员健康教育能力培养

1. 成立标准化健康教育小组，小组成员负责修订专科健康教育资料，针对医务人员和患者分别制作《标准化的围手术期健康教育工作人员手册》和《标准化的围手术期健康教育患者手册》。

2. 完善科室手术相关健康教育宣教视频及资料，并上传至科室公众号，做到简单易懂、图文并茂，专人定期更新。

3. 运用标准化的健康宣教资料，采取集中讲解、情景演练、一对一指导方式，将护士宣教能力和沟通技巧，加入新进人员入科宣教中，通过科室培训使不同学历、不同执业年限的护士健康教育能力保持同质化。

二、健康宣教内容

（一）科室环境、科室情况介绍

其包括科室简介、ERAS工作的开展情况等，目的在于消除患者陌生感，建立信任感。

（二）各ERAS护理管理小组宣教所分管的内容介绍

包括疼痛、康复、营养、心理护理等。

（三）手术室相关的知识介绍

如手术接送环节介绍、手术室环境介绍、手术注意事项等，通过扫描二维码观看（图9-1）。

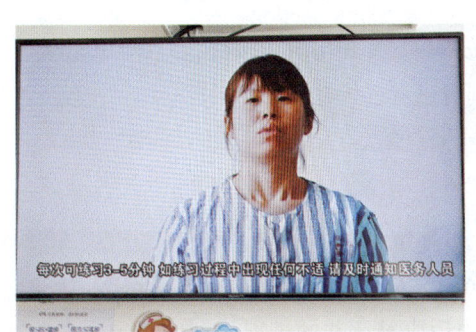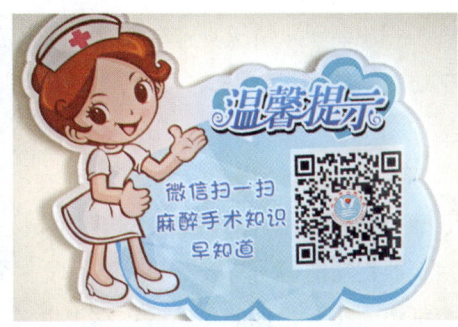

图9-1 手术相关宣教内容二维码

三、健康宣教形式

（一）口头宣教

口头宣教作为传统宣教形式，在ERAS宣教工作中仍然占据了主要的位置，不同的地方在于，在宣教过程中采用《标准化ERAS围手术期宣教单》《标准化围手术期健康教育患者手册》作为口头宣教的辅助资料，标准化围手术期宣教单的使用让健康教育工作更标准化、同质化。

（二）纸质宣教

纸质宣教的使用对象为患者，包括彩色宣传折页、病区走廊张贴宣传展板、病房悬挂的宣教手册等。优势在于取拿方便，不受时间和实施健康教育人员因素影响，患者可根据需要自行获取想要了解的健康教育内容。但这种形式会受患者自身文化水平的影响，从而影响宣教的效果，有一定的局限性。

（三）视频宣教

视频宣教作为近年来在临床运用较为广泛的一种宣教形式，因其具有形象生动、简单易懂等特点而被患者所接纳。在ERAS的健康宣教工作中，可以在视频宣教的基础上，结合目前自媒体的优势，将健康宣教内容上传至微信公众号等平台，或者制作成二维码，张贴在病区内，供患者随时观看。这种方式能大大弥补因护士人力不够、患者文化程度不高等影响因素带来的不足，更契合目前大众的需求特点。

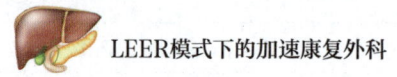

四、健康宣教时机

（一）入院环节

在入院环节由专职护士负责收，并完成入院相关的健康宣教，发放宣教资料。

（二）术前/后环节

术前环节由多目标护理管理小组的各个成员负责完成与ERAS相关的内容，重点在于加速康复外科康复护理方面。责任护士负责常规的术前/后宣教内容。

（三）出院环节

根据患者手术情况实施有针对性的出院指导，并在出院后按照"311随访原则"落实随访工作，即出院后3天、1周、1个月分别对患者进行电话随访。

五、康复运动操

康复运动操是针对LEER模式四个核心目标中"早动"的目标而提出的，能够精准对接器官功能运动与康复的重要手段，是指针对所有运动功能康复采取的措施。我们根据患者围手术期的运动锻炼需求以及术后康复运动的进程，创作编排了《ERAS围手术期康复运动操》来辅助完成康复运动的健康宣教工作，指导患者进行器官功能运动与康复训练。将该康复运动操拍摄制作成视频，每天定时在病房进行播放，同时，康复护士在进行一对一宣教时再次进行详细讲解，能够使护士在开展这项工作时做到标准化、系统化，减少年龄、文化程度、地域口音等因素对护士健康宣教工作质量的影响，让患者能够直观明了、简单易学地完成康复运动训练，促进功能锻炼。

（一）创作目的

本作品最初是基于早期康复理念，为了更有效地让患者掌握术前术后的康复运动，采用康复操的形式，让患者早期运动四肢，促进器官功能及肢体的活动，从生理上达到快速康复的作用，从而创作编排了"ERAS围手术期康复运动操"。

1. 对患者而言

面对患者的理解程度、地域方言以及认知程度的不同，视频的形式简单易懂，更能让患者及家属学的轻松，一看便会。

2. 对护理人员而言

面对大量繁杂的护理工作，这种同质化、标准化、可重复的健康宣教，不仅能起到解放护士双手的作用，还能减少健康宣教工作的耗时，可以留出更多的时间解决其他的护理问题。

3. 对专业而言

运用视频形式的健康教育，使健康宣教的内容更为规范化、标准化、统一化，成为一种蓝本参考指导患者的各项动作，避免了因护理人员的掌握程度不一致、宣教能力的不同而造成的动作不统一，确保了同质化。

（二）《ERAS围手术期康复运动操》的基本内容

《ERAS围手术期康复运动操》根据人体机体的内在和外在运动创作而成，包括了患者在卧位、坐位、站立、行走四方面的训练，贯穿于患者的整个围手术期。

1. 术前

（1）咳嗽训练。咳嗽训练着重于倾向训练患者的肺部功能。有效的咳嗽排痰能促进患者术后肺功能的恢复，提前训练排痰也可为患者术后因疼痛或各类管道的束缚不愿自行咳嗽打下基础。怀抱小软枕的目的是为帮助患者减轻腹部张力、减轻疼痛，让患者更能轻松咳嗽排痰。

（2）卧位抬臀。卧位抬臀是为患者术后解便而制定。考虑患者术后疼痛及管道的束缚，提前训练患者床上的抬臀运动能帮助患者术后能用有效的方法进行排便，提高患者的舒适度。

（3）卧位翻身。卧位翻身是为了锻炼患者术后床上翻身的训练。术后患者可能会因为惧怕疼痛，或者管道的束缚，怕管道的牵扯不愿意翻身，术前卧位翻身的训练让患者知道术后翻身的简单性，及重要性。预防压疮、VTE、肠粘连等并发症的发生起到关键作用。

2. 术后

（1）卧位操。根据患者术后意识、机体恢复情况制定卧位操，活动部位自上而下，活动范围由小关节到大活动，循序渐进，一一锻炼。运动部位分别为：头部运动、握拳运动、腕部运动、肘部运动、肩部运动、脚趾运动、踝关节运动、屈膝运动、抬腿运动等。术后有效的早期运动除了能预防深静脉血栓外，还能提高机体活动，促进患者的早期康复。

（2）坐位操。据患者机体恢复情况，可为坐时训练的康复操，着重强调患者的肺功能恢复，分别从头部运动、肩部运动、扩胸运动、呼吸运动着手锻炼。

（3）站位操。即为原地踏步运动，帮助患者早期下床活动。

（4）行走操。需借助辅助器行走，得到患者完全下床活动的运动。

以上内容均以视频的形式呈现，每日在患者电视屏幕上循环播放，督促患者早期训练，为患者提供方便、简单的运动项目，促进患者术后早期康复。

向清青　杨　洁

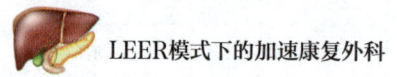

第十章
LEER模式下的标准化病房建立

　　随着加速康复外科理念在外科临床实践的广泛推广和普及，相关领域的医务人员对其认可度与接受度也与日俱增，与此同时国家层面亦大力倡导这一工作的开展。2019年11月国家卫健委就颁布了《关于开展加速康复外科试点工作的通知》，目的在于探索出适合我国国情便于开展、易于推广的ERAS标准病房建设模式和工作，这也标志着ERAS的推广和应用工作将进入了一个新天地、展开一个新篇章。我们秉承学习、探索、创新、实践的信念，较早在区域内开展系统化ERAS标准化病房建设工作，并在探索工作中逐步完善创新出以目标为导向的LEER-ERAS理念，此理念作为核心指导思想，始终贯穿于ERAS病房软件与硬件建设的全程。在LEER-ERAS理念的指导下，我们在护理的临床实践过程中逐步探索出一套匹配LEER-ERAS理念的MTNG流程来精准落实工作中的阶段目标，最终实现加速康复的总目标。另外，在医疗的临床实践工作中，我们亦顺应目前以外科专家为主导的、医、护、麻团队协作为基础的加速康复外科多学科协作团队（ERAS multi-disciplinary team，ERAS-MDT）构架模式，除了更加完善细化地建立了除医、护、麻以外，还涵盖了团队协调员、理疗师、营养师、心理治疗师、医院管理层等人员的复杂团队。与此同时我们还建立了特色化的多层次、多途径、多模式的LEER模式加速康复外科宣教制度。同时充分发挥ERAS是一种多学科的联合工作模式，从不同的角度、不同的工作内容和工作侧重点的不同等方面去协同工作，从而有利于提高整体工作效率和执行效果，有利于提高患者的依从性和积极的参与联合，也可起到缓解患者的恐惧心理，最终确保ERAS措施的完整落实与执行。

雷泽华

第一节　组织构架和制度保障

　　ERAS-MDT团队中清晰有序的组织构架、分工明确的职责任务、成员之间的无间支持、切实落地的制度管理、全程序贯的出院随访是保证ERAS标准化病房建设的基石。只有将团队的成员扬长避短地定位于ERAS组织构架的每一块砖瓦，将完善的制度事无巨细地灌注于ERAS临床工作的每一块土壤，才能让病房的建设坚如磐石，让病房的成果丰硕累累。

一、组织构架

　　组织结构组成如下（表10-1）。

表10-1　系统性ERAS标准化病房建设委员会

职务	人员	职责、分工
主任	院领导	1. 统筹全院ERAS-MDT工作计划并组织执行 2. 牵头全院ERAS-MDT临床试验研究 3. 负责全院ERAS学术内部与对外交流，主办学术会议 4. 稽查全院ERAS相关制度完成情况，监督各学科间MDT开展情况
执行主任	外科专业主任	1. 全面负责外科系统性ERAS标准化病房建设与持续改进工作，负责ERAS实施过程中的质量监控 2. 负责ERAS-MDT临床试验研究的设计、执行、质控、分析、审稿等工作 3. 组织专家制定外科各病种临床路径，定期对科室医护人员进行常规培训，牵头多学科联席会议 4. 统筹LEER模式下ERAS信息化系统的建设需求与改进方案 5. 负责ERAS示范基地建设工作，并对外举办学术会议提升影响力，定期组织专家对病房进行监督、检查、指导和评估 6. 对ERAS病房建设情况进行定期回顾总结，并制定科室年度工作计划，进一步推进落实后续工作
副主任	医务部部长	1. 执行全面督导职责，密切跟进各科室ERAS标准化病房建设项目执行情况 2. 定期组织ERAD-MDT成员科室进行ERAS病房建设项目情况总结会议，负责在临床申请需要时组织科室间沟通会议 3. 对纳入ERAS临床路径管理的病例，严格进行质量考核 4. 监督各项纳入ERAS路径病例的相关制度执行情况，比如围手术期并发症预防管理制度、合理安全用药管理制度、术后康复标准管理制度、术后疼痛管理制度、出院指导与随访管理制度等

续表

职务	人员	职责、分工
副主任	护理部主任	1. 定期组织开展全院护理有关ERAS相关理论与实践培训 2. 负责督查ERAS病房建设运行工作中的护理相关制度的落实完成情况，并进行质量考核 3. 制定全院统一的ERAS相关评估单、记录表等表格表单 4. 按照临床需要，配置科室进行ERAS科室需要的硬件设备 5. 协调统筹出院ERAS宣教融媒体，包括制作宣教视频、患教手册、出院指导手册等 6. 组织举办护理学术会议，推广ERAS病房建设成果以及牵头护理临床研究
	麻醉科主任	1. 组织麻醉医师及麻醉护理人员开展ERAS相关理论与实践培训 2. 牵头麻醉医学关于ERAS临床科研项目 3. 统筹围手术期患者多模式镇痛用药治疗方案 4. 负责ERAS麻醉相关制度实施 5. 负责安排人员参与患者术后院内及院外随访工作
秘书	外科科室秘书	1. 统筹学科之间的衔接工作 2. 记录ERAS实施过程中的监控和反馈数据，整理最终效果评估 3. 协调会议安排、人员培训、资料整理以及出院后随访等工作
常务委员	质控科科长	1. 监督ERAS标准化临床路径的实施，督促所在学科遵照实施，全面负责病房建设的质量控制与质量监管 2. 负责在临床申请需要时组织科室间沟通会议 3. 对纳入ERAS临床路径管理的病例，严格进行质量考核 4. 监督各项纳入ERAS路径病例的相关制度执行情况，比如：围手术期并发症预防管理制度、合理安全用药管理制度、术后康复标准管理制度、术后疼痛管理制度、出院指导与随访管理制度等
	外科专业医疗组长	1. 对于进入ERAS流程病例，严格按照LEER模式ERAS流程执行诊疗活动 2. 及时准确完善在施行过程中产生的手写与电子数据信息，并按期上报于秘书处备存 3. 做好学科内部低年资医师的知识技能培训工作 4. 参与多学科专家协商会议，参与ERAS临床路径制定工作，切实履行ERAS病房建设中的各项制度所赋予的职责 5. 参与科室内部临床科研工作，可牵头进行数据分析及论文撰写工作，负责部分子课题项目
	外科专业护士长	1. 制定LEER模式下的多目标管理护理工作小组的建立和流程实施方案，并负责全流程实施过程中的质量控制工作 2. 负责MTNG管理小组人员配置工作，制定多目标管理护理小组的各组成员职责，负责每年度项目工作总结，拟定下一年度工作计划 3. 组织护理组长对科室内部低年资护理人员进行定期LEER模式ERAS理念相关理论与实践知识培训工作 4. 负责稽查ERAS相关评估单、记录表等表格表单的落实完成，负责信息化系统建设护理单元部分的设计工作 5. 负责科室内部ERAS相关硬件设配的使用维护工作 6. 负责科室内部ERAS相关多媒体资料的完善与更新工作 7. 参与科室内部临床科研工作，可牵头进行数据分析及论文撰写工作，负责部分子课题项目

续表

职务	人员	职责、分工
常务委员	麻醉科专业组长	1. 具体负责对麻醉低年资医师的ERAS相关实践知识的授课与带教工作 2. 参与麻醉医学关于ERAS临床科研项目的数据分析、论文撰写等工作 3. 具体实施围手术期患者多模式镇痛治疗方案 4. 履行ERAS麻醉相关制度赋予的职责 5. 具体负责患者术后院内及院外随访工作
	康复医学科主任	1. 安排康复科参与ERAS-MDT项目的业务骨干积极参与ERAS相关理论与实践培训活动 2. 牵头康复医学科关于ERAS临床科研项目 3. 统筹围手术期患者的康复治疗方案 4. 负责安排人员参与患者术后院内及院外随访工作
	营养医学科主任	1. 安排营养科参与ERAS-MDT项目的业务骨干积极参与ERAS相关理论与实践培训活动 2. 牵头营养医学科关于ERAS临床科研项目 3. 统筹围手术期患者的营养治疗方案 4. 负责安排人员参与患者术后院内及院外随访工作
	心身医学科主任	1. 安排心身医学科参与ERAS-MDT项目的业务骨干积极参与ERAS相关理论与实践培训活动 2. 牵头心身医学科关于ERAS临床科研项目 3. 统筹围手术期患者的心理治疗方案 4. 负责安排人员参与患者术后院内及院外随访工作
	网络建设与管理科主任	1. 全面统筹ERAS病房信息化系统的建设、运行、维护、更新、匹配等工作 2. 安排网络建设与管理科参与ERAS-MDT项目的业务骨干积极参与ERAS相关理论与实践培训活动 3. 负责ERAS病房的数字化工作，全面推进病房数据化、同步化、可视化进程
委员	外科专业业务骨干	1. 对于进入ERAS流程病例，严格按照LEER模式ERAS流程执行诊疗活动 2. 及时准确完善在施行过程中产生的手写与电子数据信息，并按期上报于秘书处备存 3. 履行ERAS病房建设中的各项制度所赋予的职责 4. 参与科室内部临床科研工作，进行数据分析及论文撰写工作
	外科专业护理组长	1. 负责LEER模式下的多目标管理护理工作小组成员职责的实施 2. 负责对科室内部低年资护理人员进行定期LEER模式ERAS理念相关理论与实践知识培训工作 3. 参与科室内部ERAS相关硬件设配的使用维护工作 4. 参与科室内部ERAS相关多媒体资料的完善与更新工作 5. 参与科室内部临床科研工作，进行数据分析及论文撰写工作
	麻醉护理专业组长	1. 负责对进入ERAS路径的患者在术中相关措施的实施 2. 参与对护理人员进行的定期LEER模式ERAS理念相关理论与实践知识培训 3. 参与科室内部临床科研工作，进行数据分析及论文撰写，负责部分子课题

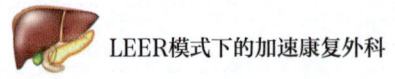

续表

职务	人员	职责、分工
委员	营养科业务骨干	1. 积极参与ERAS相关理论与实践培训活动 2. 参与营养医学科关于ERAS临床科研项目 3. 具体实施围手术期患者的营养治疗方案 4. 负责指定患者的术后院内及院外随访工作
	心身医学科骨干	1. 积极参与ERAS相关理论与实践培训活动 2. 参与心身医学科关于ERAS临床科研项目 3. 具体实施围手术期患者的心理治疗方案 4. 负责指定患者的术后院内及院外随访工作
	网建管理科骨干	1. 具体负责ERAS病房信息化系统的建设、运行、维护、更新、匹配等工作 2. 积极参与ERAS相关理论与实践培训活动 3. 参与ERAS病房的数字化工作，全面推进病房数据化、同步化、可视化进程

二、制度保障

完整详尽的人员构架是调动项目建设者主观能动性的组织保障，而建立以患者为中心的围手术期ERAS全程管理制度则是标准病房建设的质控保障。不置可否，肝胆胰外科手术本身的质量安全把控制度是标准化病房建设的核心环节。然而却不应该单纯地理解为手术的质量安全得到保障就能使标准化病房建设的成功得到保障，还应包括对"LEER"理念的全面宣教、普及、贯彻，以及建立在此基础上的围手术期病患各种指标的精确评估、手术指征的正确把握、麻醉方式的合理选择、止痛方案的有效实施等。ERAS标准化病房建设的管理制度应该包括加速康复外科多学科团队协作（ERAS-MDT）管理制度、围手术期宣教及心理辅导管理制度、多目标护理工作小组管理制度、术后疼痛管理制度、康复标准管理制度、出院随访管理制度等。因此作者医院制定了各类工作管理制度以保证ERAS质量控制标准的可行化、同质化及可持续化。并要求每月检查一次，各医疗组各抽查1~2名入组患者。对于检查中出现了医疗和护理问题反馈给个人，组织集中讨论，提出意见，持续改进。

第二节　医务人员教育和培训

通过多层次、多模式、分阶段地对从事ERAS工作的医务人员进行规范化、特色化、实战化的LEER模式ERAS理念培训教育是ERAS临床工作能否安全、有序、高效开展以及ERAS标准病房能否顺利、稳固建设成功的前提和保障。同时在分层培训教育的基础融入医护一体化理念，培养专科护理人才，并将其与外科、麻醉医疗组团队结合形成工作小组，可以进一步深化"以患者为中心"的服务理念，为实现患者满意、政府满意、社会满意的目标奠定良好的基础。

一、分层次培训教育

对医务人员，尤其是护理进行分层次培训教育已被研究证明是提升培训效率，强化培训效果，适应培训需要的重要施教方式。我中心将接受ERAS理论实践培训教育对象致分为规培学员、初级职称、中级职称、高级职称四个层次。制定每个层次不同的学习考核大纲，由不同层次的带教师资针对性进行培训与考核。具体实施方案如下表所示（表10-2）。

表10-2　系统性ERAS标准化病房建设委员会

受教层次	培训师资	培训考核大纲
规培学员	肝胆胰脾外科医护教学秘书	1. 掌握LEER模式ERAS病房理念 2. 熟悉LEER模式ERAS病房工作流程 3. 了解LEER模式ERAS病房专用信息系统 4. 了解LEER模式ERAS病房现行临床路径 5. 了解LEER模式ERAS病房规章制度 6. 了解LEER模式ERAS病房临床研究项目
初级职称	ERAS病房建设委员会委员（科室业务骨干）	1. 掌握LEER模式ERAS病房理念 2. 掌握LEER模式ERAS病房工作流程 3. 掌握LEER模式ERAS病房专用信息系统 4. 掌握LEER模式ERAS病房现行临床路径 5. 熟悉LEER模式ERAS病房规章制度 6. 熟悉LEER模式ERAS病房临床研究项目 7. 了解国内外ERAS病房建设发展趋势
中级职称	ERAS病房建设委员会常务委员（医疗组长、护士长）	1. 掌握LEER模式ERAS病房理念 2. 掌握LEER模式ERAS病房工作流程 3. 掌握LEER模式ERAS病房专用信息系统 4. 掌握LEER模式ERAS病房现行临床路径 5. 掌握LEER模式ERAS病房规章制度 6. 掌握LEER模式ERAS病房临床研究项目 7. 熟悉国内外ERAS病房建设发展趋势 8. 熟悉病房建设质量安全控制方案 9. 了解医院整体ERAS病房建设规划
高级职称	ERAS病房建设委员会执行主任与副主任	1. 掌握LEER模式ERAS病房理念 2. 掌握LEER模式ERAS病房工作流程 3. 掌握LEER模式ERAS病房专用信息系统 4. 掌握LEER模式ERAS病房现行临床路径 5. 掌握LEER模式ERAS病房规章制度 6. 掌握LEER模式ERAS病房临床研究项目 7. 掌握国内外ERAS病房建设发展趋势 8. 掌握病房建设质量安全控制方案 9. 掌握医院整体ERAS病房建设规划 10. 熟悉国家ERAS试点工作方案

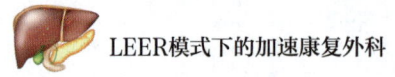

二、分阶段培训教育

（一）筹备启动阶段

本阶段的培训教育强调对LEER模式ERAS理念的充分贯彻理解。逐步将既往以过程为导向的ERAS措施执行思维转变为以目标为导向的ERAS理念服务思维。训练并建立循证医学意识，充分利用证据级别，推荐等级等循证工具进行重点内容强化培训。对护理人员进行病房ERAS相关硬件设配使用培训工作。派送第一批业务骨干与管理层前往上级医院已建设完成的ERAS标准化病房进行学习临床工作流程与行政管理流程。建议选定时间召开一次全体病房建设委员会参加的启动会。

（二）组织实施阶段

本阶段的培训教育强调对LEER模式ERAS病房工作流程的规范化、标准化执行。为确保医疗质量安全，前期需针对医疗组长与护理组长加大培训力度，并控制纳入ERAS路径的病例数量与质量。加强护理人员在工作流程中对数据的评估能力培训，保障ERAS措施执行过程中产生的数据记录及时、真实、准确。根据前期培训过程中的临床反馈，不断完善各项规章制度与临床路径，并在每次培训会中进行相互讨论以持续改进。

（三）初步建成阶段

本阶段强调提升医护人员参与临床试验的积极性。安排病房建设项目主要科研与学术推广人员对医护进行科研能力提升培训。同期选拔ERAS病房授课师资，开始实施全方位分层次培训教育工作。

（四）持续改进阶段

本阶段的培训教育强调对ERAS标准病房专用数字信息化系统的实践能力培训。需要联合网络建设与管理科业务骨干分别对医护人员进行医嘱模块、护理模块、数据记录模块与统计整合模块四大方面的使用指南培训。同期开始进行考核管理，对医护进行随机抽查笔试工作，以问题驱动教学，以考核落实制度。

三、多模式教育培训

对医务人员进行培训教育的目的是通过多模式的培训形式使其能够充分理解ERAS知识和措施的安全性和有益性。首先改变医务人员对传统观念的依赖和影响，然后通过医务人员对患者和家属进行多手段的宣教，在双方共同努力下积极顺利完成ERAS的各项措施的实施，进而促进手术患者的全方位加速康复。ERAS培训教育能否取得良好效果取决于ERAS-MDT团队成员间的密切配合程度和培训课堂的教学质量。

（一）ERAS病房建设过程中如何提升团队凝聚力和协作效率如何

作者团队经验是首先可以利用"互联网+时代"的优势，定期召开线上病例讨论、理论授课、年度病房建设总结等会议。其次可以组织建立ERAS病房建设委员会微信群，所有成员均可随时在线上提出疑问，分享案例、文章、视频等信息。由委员会秘书协调，定期于每季度最后一周内进行线下病房建设成果交流研讨会。不定期开展针对全院的ERAS病房建设经验分享交流会议。每年由ERAS病房建设委员会主办1～2场以"加速康复外科"加"多学科协作"为主题的市级、省级或国家级继续医学教育项目学术会议。

（二）ERAS病房建设过程汇总如何提升培训教育的质量如何

除了上述的分层次与分阶段培训教育以外，丰富培训形式与培训时间的多样性同样是至关重要的环节。我们的经验如下。

1. 将ERAS病房建设相关内容融入医护每日晨交班环节

交班内容中加入ERAS入组入径病例每日病情变化情况、ERAS入径病例出径或出院情况、"每日一学"——每日由交班医师分享一段ERAS相关小知识点等等，以此丰富培训时间的多样性。

2. 印发LEER模式ERAS理念培训手册

制作LEER模式ERAS病房介绍视频和围手术期疼痛管理、康复管理、营养管理宣教视频，病房内悬挂LEER模式ERAS理念宣教展板，建立LEER模式ERAS病房官方微信公众号，通过这些视频资料、墙报、新媒体等手段丰富培训形式的多样性。

3. 运用问题驱动教学方法联合多媒体教学

在每次培训开始时先由学员提出ERAS相关问题，然后下次培训时所有学员随机回答，并以此类推到以后每一次培训会当中。

4. 实施讲师轮换模式

每位接受培训的医务人员需按照前诉分层次培训教育的统筹安排，轮换进行ERAS部分知识点的授课，以学固教，以教促学。

5. 规定每月四次的规培理论授课的最后一次授课内容需与ERAS理论或实践相关。

四、医护一体化教育培训

医护一体化工作模式目前已在很多ERAS示范病房广泛开展，此模式已被证明能有效提升护理服务水平，提高患者满意度。我们全面开展医护一体化工作模式以来亦取得了良好的反馈，借鉴于此工作模式的优势，我们将其理念移植到对医护人员开展ERAS理论实践的培训教育中，进一步提升了培训教学的整体质量。

（一）成立医护一体化教学小组

科室内部分医师规培教学与护理规培教学有分有和。除了各自的常规教学活动外，医护一体化教学小组会每月组织一次科室全体医护人员参加的全科ERAS大课

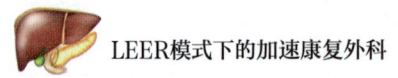

堂，分别由护理与医疗教授一个ERAS相关课题。

（二）开展医疗常规教学活动

护理多目标管理小组的各小组成员需每周选派一名成员参与每周五早晨的医疗常规教学活动。

（三）临床路径的讨论与制定

护士长和护理组长需参与到病房建设委员会专家对ERAS临床路径的讨论制定工作中。

（四）组建学习小组

同年资级别的医生与护士组成辅助学习小组，相互学习，取长补短，共同成长。

谢青云　高峰晨

第三节　环境设置和条件

环境设置是加速康复标准化病房建设的基础，一个适宜的病房环境更有利于ERAS工作的开展，为实施LEER-ERAS围手术期治疗护理措施提供硬件上的保障。以下是标准化病房的设置和应具备的条件。

1. 作为ERAS标准化病房，应是独立建制的科室，住院床位总数 ≥ 30 张（图10-1、10-2）。病房环境应当干净整洁、宽敞明亮，能让患者感受到温馨，为其带来良好的心理感受（图10-3）。

2. 科室应具备能够开展人员培训学习的场所（图10-4）、为患者开展集中宣教的空间（图10-5），在该区域内应设有可以播放宣教视频的设备。

3. 在病区内应设有供患者早期下床活动的健康步道，并有安全保障设施，例如扶手等（图10-6）。

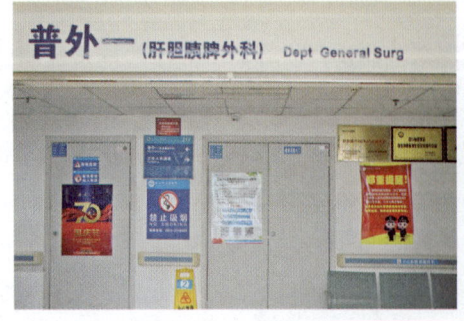

图10-1　病房独立成科

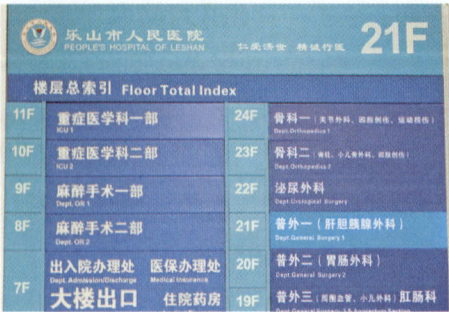

图10-2　病房独立成科

4．在病房内、病区走廊等公共区域应设置健康教育栏（图10-7）、宣教ERAS健康知识的宣传展板等（见图10-8），营造ERAS氛围，让加速康复的理念深入人心。

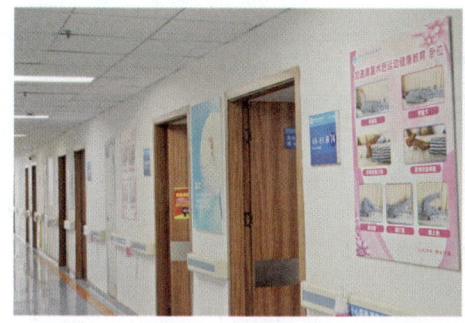

图10-3　环境整洁明亮

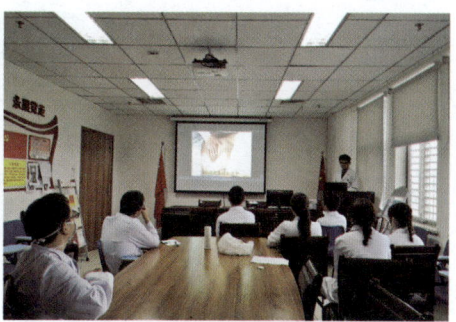

图10-4　科内培训学习场所

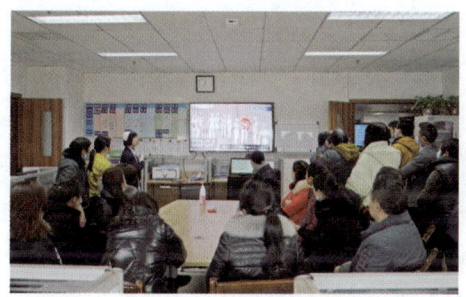

图10-5　集中宣教空间

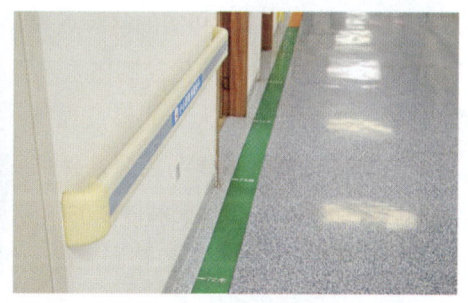

图10-6　健康步道

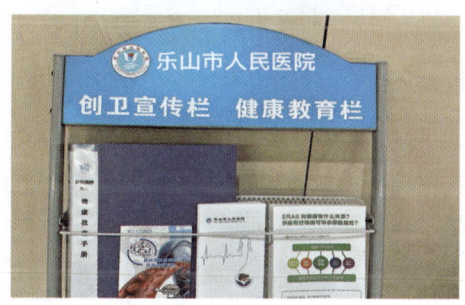

图10-7　健康教育栏

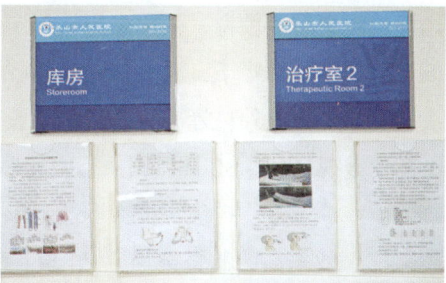

图10-8　宣传展板

杨　洁　陈　冰

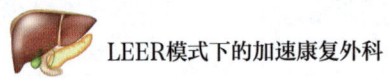

第十一章

LEER模式下的质量控制

LEER模式是在ERAS建设、探索和应用中提出的多个阶段性目标，为临床更有效地实施ERAS理念提供了切实的落脚点和着手点。为了强化和保障LEER模式在临床的应用效果，就必须建立质量控制体系来提高临床执行LEER模式的效率和质量。质量控制体系一方面让医务人员能够按规范、按流程同质化完成目标，另一方面是促进医、护、患三方相互协作与监督，保证工作过程的依从性、准确性和有效性。而质量控制制度的建立是质量控制体系的核心，是有效推动LEER模式ERAS执行的制度保障。对于LERR-ERAS的质量控制制度，作者单位提出"1纲+2点+3核心"模式，"1纲"是指以《医疗质量管理办法》为最高纲领，该管理办法由国家卫计委所颁布，规定要求医务人员应依法依规执业，从而来保障医疗安全。"2点"是指内、外两点，在内即"观念转变教育，强化思想认识"，观念的转变和思想的重视性决定着临床行为的规范性，是贯穿于LERR-ERAS模式的重要环节，是LEER模式临床建设的保障，还决定着加速康复外科标准化病房的建设方向与深度。因此，各级医务人员必须在思想上高度重视LEER-ERAS模式执行中的标准和规范；在外是指设立"常规监督"机构来统筹质控、医务、护理等多方职能，形成一套完整的监督机制，对医疗质量控制形成覆盖广、效率高的监督格局。"3核心"是指将"流程标准化，环节质量的即时控制，终末质量的有效保障"作为质量控制的核心标准，不断改进和规范我们的LERR-ERAS工作。

第一节　质量控制管理体系的建立

一、质量控制的重要性与原则

加速康复外科理论历经临床经验研究到循证医学，从回顾性研究到前瞻性研究，从达成专家共识到制定指南，20多年来各种医疗措施不断在医疗过程中得到应用与推广，到目前为止仍无法在整个医疗行业普及。由于专业不同造成的差异性和患者疾病的差异性，使得其存在诊疗计划的差异性、手术技术的差异性、围手术管理的差异性，最终导致ERAS结果的差异性，所以无法全面普及。因此需要建立质量控制管理体系，通过制度减少或消除主、客观判断差异所带来的影响，才能保证LERR-ERAS在临床推广的可行性及有效性。

质量控制评价标准原则上采用"1纲+2点+3核心"模式。《医疗质量管理办法》作为LEER-ERAS模式下质量控制的最高纲领，将国家所制定的医疗质量管理与控制制度作为行业的风向标、指路牌，在法律、法规层面规范临床医疗行为，同时作为医疗质量控制制度建设的理论依据与坚强后盾。"观念转变教育，强化思想认识"是贯穿于LEER-ERAS模式工作的重要环节，抓好思想教育这个根本，才能始终保持加速康复理论的先进性和科学性。让各级医务人员和患者在思想上高度重视LEER-ERAS模式的标准化和规范化，是确保加速康复理论应用的根本保证。先进的理念，创新的模式让临床工作有章可循、有据可查，但因新模式在原有人力资源的基础上工作量的增加，医患双方均存在的潜在懈怠性，导致LEER-ERAS模式执行力不足，因此需要医疗、护理和医务、院办等部门多方力量来协调、处置和进行"日常监督"，保障规范医疗、护理以及相关职能部门的职责定位，从而构建完善工作机制，制定奖惩措施，形成覆盖广、效率高的监督格局。在疾病临床治疗过程中，首先依据患者病情提出标准化的治疗方案，然后将这套标准方案的每一环节付诸实践，最后通过结果变量评价本次治疗是否有效，根据临床诊疗流程总结出三个质量控制核心标准，即贯穿全局的"标准化流程"、实施过程中的"环节质量"的关注、最终结果评价指标"终末质量"来达到整改目的，将这三个指标作为质量控制制度的核心抓手，将使我们的临床医疗行为更加规范化、同质化。

二、质量控制的内容

临床治疗的起始阶段就是制订科学、规范的诊疗计划，这也是LERR-ERAS的始动环节。错误的诊疗计划，必将带来不可估量的损失。不同的医生，对疾病的诊断必然存在主观差异性，消除主观差异的最好方式是建立客观的评价体系，即通过"标准化质量"体系指导临床行为。因此必须依据或建立相应专业治疗的指南与专家共识资料库，组织医生定期学习、考核，每年进行1~2次专业评价，严格按照指南、共识展开所有的医疗行为。对于外科而言手术的精细化、规范化与疗效密不可分，因此要求每个医生不断提高外科手术操作技术和能力，并定期考核，参与考核的医生提供5份完整手术录像，由全科专家进行考评，考核不过关者暂停手术权限。"环节质量"是对标准化临床治疗方案的实施情况的追踪，在LERR-ERAS工作中所有的计划以"少痛""早动""早食""安心"为抓手，推动诊疗计划的实施。从入院时进行标准化的健康宣教，评估患者心晴指数、营养状态、身体成分分析、疼痛评分等措施，到指导患者学习围手术期康复操及术后运动恢复、饮食恢复，每一步骤的及时性、准确性均是"环节质量"就是追踪要点。ERAS是循证医学的高度总结，LEER模式的提出为加速康复的推动提供具体着手点，将在术后并发症、住院时间、住院费用、围手术期疼痛控制、体成分改变、精神状态改变中体现其有效性，故将以上指标作为"终末质量"控制的具体指标，既能体现LERR-ERAS的科学性，又能客观评估患者的临床治疗效果。通过对结果的判断而提出相应整改措施来形成闭环管理。"观念转变教育，强化思想认识"，定期对医疗、护理、患方进行LEER模式的标准性及规范性进行宣教，做到"一统一，二落实，三效果"。"一统一"是指统一思想，认识一致，强化各级人员在思想上要高度重视，充分认识开展ERAS的现实意义。"二落实"是指要加强理论学习、掌握LEER-ERAS工作的核心内容强化工作落实。"三效果"是要在落实的基础上保障其实施效果。

第二节　核心评价指标

一、宣教效果的评价

　　健康宣教强调的是以患者为中心的交流模式，贯穿于患者的整个治疗过程。患者入院时集中向患者发放健康教育手册，以及引领患者阅读科室相关宣传展板，使患者对科室执行的 ERAS工作有初步的认识。"一对一"告知加速康复管理流程，组织观看和独立观看《肝胆胰外科加速康复手术健康教育》和《ERAS围手术期康复运动操》视频，可在科室公共环境也可在病房或在病床上，并进行现场健康教育指导，如围手术期饮食安排、疼痛评分等。为了评估患者健康宣教后的知晓率，建立入院康复康复知识测评题库，在进行健康宣教后从题库随机抽选20道题目作答，正确率95%以上表示患者健康宣教有效，否则将重新再做健康宣教。

二、围手术期康复操及运动的掌握程度评价

　　患者术后尽早地下床活动能够有效地预防双下肢血栓、坠积性肺炎等风险，但患者术后活动是循序渐进的过程，不可一蹴而就，因此LEER-ERAS将术后活动归纳总结出"卧、坐、立、行"四步（4steps）训练方法，简称4S训练，将术后活动过程分解为四个阶段，更有利于患者掌握及临床工作推动。《围手术期康复运动操》将抽象的

文字描述具体形象化，让患者更好的了解围手术运动锻炼该做什么和怎么实施。这部分的质量控制核心就是以掌握围手术期康复操为基础，将细化的具体措施落实到运动功能恢复。按照表11-1执行具体细化措施，若所有措施完成率在95%以上，则该病例质控合格。

表11-1　围手术期康复操及运动质量控制评价表

评价时间：	检查人：		审核者		
	检查项目		执行时间	执行人员	是否掌握
术前	戒烟、戒酒				
	观看围手术期康复操				
	指导患者床上翻身、大小便、抬臀训练				
	指导患者咳嗽，肺功能锻炼				
	指导患者放松训练				
	指导术后康复计划				
术后	术后2小时指导咀嚼口香糖				
	指导/协助手腕、踝关节、握拳运动				
	指导/协助床上翻身				
	指导/协助肘部、肺部运动				
	指导/协助患者床旁活动				
	指导/协助离床活动				
	指导/协助离床活动及行走				
	知晓术后活动注意事项				

检查说明：1. 对于每一项措施需记录执行人员及执行时间，若未能执行则记录为"×"；2. 患者运动指标完成率达到95%，则质量控制合格，反之需再次进行运动指导。

三、疼痛治疗后的效果评价

疼痛评估分为术前、术后两部分，其中及时、准确地动态评估是疼痛管理的核心要求。疼痛与病情变化、手术操作密切相关，动态的、连续性的疼痛评估才能客观、准确反映患者疼痛情况，才能更好地指导临床治疗，促进快速康复。因此，疼痛评估的时机是质量控制考核标准之一。入院时与手术前需常规进行疼痛评估，术后的评估则将一天分为早、午、晚三个时间段进行疼痛评估，同时随机当患者有止痛需求时进行疼痛评估，使用止痛药物后1、3、5小时进行疼痛评估。手术后疼痛为患者主观感受，自主叙述，旁人无法切身体会，故而指导患者准确评估疼痛程度也是重要考核标准。入院时向患者发放疼痛宣教手册，以及引领患者阅读科室相关宣传展板以及病房的宣教视频，指导患者依据VAS视觉模拟评估法，使用脸谱图疼痛评估尺评估疼痛程度。LEER模式主张实施多模式的疼痛治疗，健康宣教，指导正确咳嗽、翻身、下床活动方式以减少疼痛刺激。虽然疼痛治疗方式各异，其质量控制标准为疼痛控制效果，设立患者住院期间疼痛控制满意度调查表，量表分三级"非常满意、满意、不满意"。选取住院期间疼痛控制不满意患者做根因分析，寻找不满意原因，以便进一步优化疼痛管理流程，对疼痛的评价见表11-2。

表11-2 疼痛管理质量控制评价表

评价时间：		检查人：		审核者	
疼痛评估时机		疼痛宣教	疼痛评分	疼痛干预方式	患者满意程度
入院时					
手术前					
手术后	手术结束（回到病房）		?	?	?
	手术结束后		1小时/2小时/5小时/8小时	1小时/2小时/5小时/8小时	1小时/2小时/5小时/8小时
	1小时/2小时/5小时/8小时		?/?/?/?	?/?/?/?	?/?/?/?
	d1早		?	?	?
	d1午		?	?	?
	d1晚		?	?	?
	d2早		?	?	?
	d2午		?	?	?
	d2晚		?	?	?
	d3早		?	?	?
	d3午		?	?	?
	d3晚		?	?	?
止痛治疗	止痛需求				
	1小时/2小时/5小时/8小时		?/?/?/?	?/?/?/?	?/?/?/?
	d1/d1/d1		?/?/?	?/?/?	?/?/?
	d2/d2/d2		?/?/?	?/?/?	?/?/?
	d3/d3/d3		?/?/?	?/?/?	?/?/?

　　检查说明：1. 对于所以患者进行疼痛健康宣教，指导正确的咳嗽、咳痰、下床活动方式，若完成则疼痛宣教处记录"√"，反之记录为"×"；2. 在应当疼痛评估时，记录疼痛评估分值，若未及时记录，则记录为"×"；3. 每次评估完成，需患者对目前状态满意程度分级，分为三级"非常满意、满意、不满意"。

　　注：表中的"？"是需要根据实际情况填写实际的数据。

四、围手术期相关指标的评价

1. 术前人体成分应达标准的评定

围手术期患者生活方式、饮食结构、体力活动均发生明显改变，单纯地依赖BMI进行评分不能满足临床需求，因此采用人体成分概念，更加细化分析体重、骨骼肌、体脂肪、体水分、蛋白质、去脂体重、体脂肪率、基础代谢量等指标。在入院前进行体成分测定，根据患者年龄、身高计算出标准人体成分，即目前人体成分，住院期间通过肠内外营养支持，尽量达到目标人体成分的水平，并记录入院时、手术前1天、术后第1、3、5天和出院时的人体成分结果，建立患者围手术期人体成分变化图来，了解患者在围手手术期间的营养状态及其变化，具体内容见表11-3。

表11-3　术前人体成分应达标准的评定

评价时间：		检查人：		审核者		
检查项目	入院时	术前1天	术后1天	术后3天	术后5天	出院时
BMI						
骨骼肌						
体脂肪						
体水分						
蛋白质						
去脂体重						
体脂肪率						
基础代谢量						

检查说明：1. 根据患者身高、体重、年龄、性别计算患者标准化值；2. 在体成分测定时，记录分值，若未及时记录，则记录为"×"。

2. 运动指标分析

"早动"同样作为LEER-ERAS模式的核心抓手，不仅重点在于对机体的组织、细胞和器官功能通过各种积极、有效、合理、全面的处理和治疗来促进尽快恢复活力和运动外，还要注重机体的外在活动来改善患者的自我感知和体力的恢复，具体要求落实并指导4S训练模式，术前指导功能锻炼，完成6分钟步行试验评估患者情况。术后逐步实现坐位训练、站位训练、行位训练、行走训练等多种方式促进患者快速康复。把各个训练后的心率、呼吸频率、一分钟步行距离，持续运动时间，作为运动功能恢复情况的评价指标，将具体抽象的工作具体化，数字化，更有利于质量控制评价。根据患者营养专题，年龄、疾病情况制定患者标准化值，在入院前、术后第1、

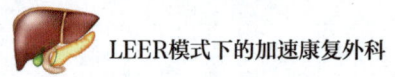

3、5天、出院时间记录患者各项运动指标（表11-4）。

表11-4　运动指标分析评定

评价时间：	检查人：		审核者			
检查项目	入院时	术前1天	术后1天	术后3天	术后5天	出院时
1. 静息状态						
心率						
呼吸频率						
氧饱和度						
2. 6分钟步行试验						
距离（m）						
心率						
呼吸频率						
氧饱和度						
3. 3分钟步行距离（m）						
心率						
呼吸频率						
氧饱和度						
4. 持续运动时间						
心率						
呼吸频率						
氧饱和度						

检查说明：1. 根据患者营养专题，年龄、疾病情况制定患者标准化值；2. 运动持续时间以10分钟为界限，若患者最大持续运动时间小于10分钟，以其时间情况记录，患者持续运动时间超过10分钟，将终止运动检测患者运动后的心率、呼吸；3. 若未及时记录，则记录为"×"。

3. 术后并发症的发生率

手术并发症是评估疾病治疗效果的关键要素，也是评判医疗质量控制效果的核心指标。创新性提出的LEER-ERAS模式初步在临床推广，尤其需注重并发症的发生率，因为并发症的出现将直接影响患者的预后、住院时间、费用等相关指标，一旦出现并发症将无法达到快速康复的目的。对于并发症，要求需要主管医生根据实际情况详细记录并发症情况，并提交科室讨论做"根因分析"（表11-5）。每季度纵向统计出血，伤口愈合不良，肺部感染，吻合口出现胆漏、肠漏、胰漏等各种并发症出现概率，并横向比较各种并发症加速康复组与传统质量组的差异（表11-6）。

表11-5 术后并发症统计表

评价时间：　　　　　　检查人：　　　　　　审核者

姓名	住院号	是否入加速康复组	手术名称	手术时间	并发症出现时间	并发症名称	并发症原因

表11-6 术后并发症差异统计表

评价时间：　　　　　　检查人：　　　　　　审核者

并发症	入组加速康复组（例数/%）	未入组加速康复组（例数/%）	χ^2值	P值
出血				
伤口愈合不良				
肺部感染				
胆漏				
肠漏				
胰漏				
心功能				
衰竭				
脑血管				
意外				
深静脉				
血栓				
……				

检查说明：1. 统计各项并发症例数及占当月手术患者百分比；2. 通过卡方检验比较加速康复组及非加速康复组出现并发症是否有差异，P值<0.05，表示差异具有统计学意义。

4. 精神状态与情绪的评价

患者在入院时到计划手术前，手术后1、3、5天进行精神状态与情绪的评价，评分正常者不做特殊处理，患者出现焦虑、悲观情绪等负面情况，由心身医学科采用认知心理治疗、社会支持系统建立、药物治疗等干预措施进行治疗。患者精神状态与情绪的评价可采用的心晴评估量表、SCL-90症状自评量表、艾森克人格问卷量表、简易应对方式量表等综合评价方式保障围手术期心理干预的有效性（11-7）。

表11-7 精神状态与情绪的评价

评价时间:	检查人:		审核者			
检查项目	入院时	术前1天	术后1天	术后3天	术后5天	干预措施
心晴评估量表						
SCL-90症状自评量表						
艾森克人格问卷量表						
简易应对方式量表						
非精神科住院患者心理原因评估量表						
匹兹堡睡眠质量量表（PSQI）						

检查说明：1. 根据患者身高、体重、年龄、性别计算患者标准化值；2. 在体成分测定时，记录分值，若未及时记录，则记录为"×"。

5. 住院时间与住院费用比较

LEER模式的核心目的是尽可能地创造各种有利于机体和心理加速康复的条件和环境，并尽可能地减少和避免不利于创伤恢复的各种因素，从而达到康复顺利，降低手术风险及术后并发症、缩短患者的住院时间、减轻社会及家庭负担和提高医疗资源的优化配置。患者在加速康复病房中最为直观的感受就是住院时间及费用的变化，因此住院时间及费用亦成为质量考核指标之一。每月按单病种比较入组加速康复与未入组加速康复患者在住院时间及费用直接的差异（表11-8）。

表11-8 肝脏肿瘤患者加速康复与非加速康复住院时间及费用差异统计

评价时间:	检查人:	审核者		
项目	入组加速康复组	未入组加速康复组	t值	P值
平均住院时间				
平均住院费用				

检查说明：1. 统计该例疾病患者平时住院时间及费用；2. 通过t检验比较加速康复组及非加速康复组是否有差异，P值<0.05，表示差异具有统计学意义。

第三节　质量控制的监督与改进方案

　　质量控制直接影响患者从加速康复模式中的获益和对医疗服务的切身感受。持续性的监督与改进，是保障医疗安全和推动系统性加速康复标准化病房建设的重要内容和基础。质量控制工作是一项持续的工作任务，需不断建立完善质量控制制度，创新质量改进方法，不断提升质量控制的科学化、精细化水平，才能更好地保障患者在LEER模式下获益。

　　完善医院质量管理体系，成立系统性标准化加速康复病房疗质量控制监督管理委员会，设立第一责任人，其工作主要负责以下方面：① 贯彻落实《医疗质量管理办法》，通过不断强化法律意识，将质量控制的核心便是依法执业；②确定责任落实制度，每季度不定时、随机进行抽查，对存在质量安全不合格者，需落实到具体责任人，并予以全院通报；③科室至少半年召开一次医疗质量与安全沟通会，良好的沟通将使质量控制持续改进。

　　成立科室医疗质量控制小组，科室质量控制小组是质量控制具体实施的管理者，科主任是科室医疗质量的第一责任人。每周对科室患者进行审核抽查，评估加速康复措施实施情况，对发现的问题运用根因分析法等办法，查找问题根源，落实到具体负责人员，提出整改措施，优化工作流程

　　把核心评价指标切实落实到临床工作的每一个细节，每个患者均必须落实完善质量控制目标，根据表中内容核查质控具体项目，定期对质控工作重点计划表进行汇总，分析临床工作完成情况，以便进一步提高临床效能。

薛　谦　高峰畏

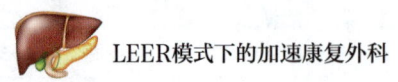

第十二章

出院后患者的随访管理

通过电话、网络平台对出院患者进行随访管理，可以对患者现存的护理问题进行评估并拟定出有效的护理干预措施，通过实施以加速患者康复时间，最终提高患者出院后的生活质量及满意度。出院后患者的随访管理可纳入出院后患者的延续护理服务中，而延续护理可为患者提供出院后的康复指导，以确保院内护理服务工作的延续性。基于LEER模式的随访管理在传统患者随访工作形式的基础上，结合"互联网+"服务与LEER-ERAS信息化系统的开发，为患者提供了形式更多样化、更便捷的随访服务。

第一节　随访管理形式

随着时代的发展，随访管理的形式也变得多种多样。常见的随访管理形式包括门诊随访、电话随访等。近年来，网络发展愈来愈快，应运而生的是网络随访管理，例如微信随访管理、QQ随访管理等。LEER模式下的随访管理采用的是随访信息系统+电话+门诊相结合的综合随访模式。

1. 随访信息系统

该系统依托医院信息系统（HIS）系统而建立，能够与电子病历系统、检验信息系统（LIS系统）、电子护理记录系统进行无缝衔接，做到了患者基本信息、辅助检查、实验室检查、住院病历、护理评估等数据的自动提取，同时对随访资料进行科学管理，并进行高效的数据统计分析。

2. 电话随访

电话随访方法具有简便、经济、操作性好的优势，现在逐渐被应用到患者的延续性护理服务中。随访人员通过登录随访信息系统，根据日期提示对出院患者进行不同阶段的电话随访和指导。

3. 门诊随访

患者在出院后定时通过手机微信预约、电话预约等方式，前往主管医生的门诊诊室完成门诊随访的内容。

第二节　随访管理内容

患者在出院时即被纳入随访对象管理，出院患者随访信息系统可自动提取患者基本信息，专人负责在规定的时间节点进行随访。随访内容围绕LEER模式的核心目标进行，包括疼痛、活动、饮食、心理四个方面。出院患者随访信息系统表详见第七章第五节"出院后随访系统的建立"。

1. 疼痛情况

评估患者疼痛分值、伤口愈合情况，是否按时换药，伤口有无感染等。

2. 活动情况

了解患者活动耐力的恢复，日常活动有无受影响，对出院时仍存在VTE高风险的患者进行活动指导。

3. 饮食情况

询问患者进食的种类和量，以及进食后的反应，并根据患者的手术方式进行相应的饮食宣教。

4. 心理护理

了解患者对疾病愈后的心理认知，有无担忧等情绪，有针对性地提供心理支持，开导患者，疏解患者情绪。

第三节　建立出院患者随访制度及流程

一、制定标准化随访制度

1. 出院时收集患者一般资料、诊断、手术方式、心理状态及自我活动能力程度；与患者共同制定康复目标，确定随访时间。

2. 出院后3天、1周、1个月分别对所有加速康复外科出院患者或者家属进行电话、微信等方式随访，特殊情况可根据需要增加随访次数。

3. 针对患者饮食起居、活动方式、功能锻炼、用药方法、伤口观察方法进行指

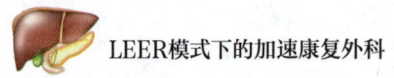

导，促进患者或家属自我保健、自我照顾的能力提升，促进患者康复。

4. 病情需要时，为患者预约门诊就诊。

5. 定期汇总随访结果并上报。

二、随访流程

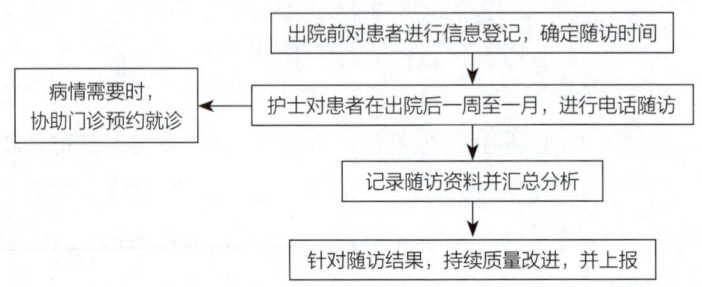

图12-1 随访流程

第四节 随访质量控制

1. 组建不同病种的患者随访资料，根据患者具体情况提供针对性随访指导。

2. 设定专业专科随访工作人员（医护一体），定期随访并收集资料。

3. 根据患者出院时间，定期按时随访。

4. 对随访问题进行及时指导、反馈并汇总（电子版）。

5. 随访小组负责人定期检查随访质量并上报。

6. 医院对随访落实率及质量提出整改意见。

7. 随访小组进行持续质量改进。

刘学英 陈 冰

第十三章

工作案例展示

以阶段"目标"为导向的LEER-ERAS模式是一种为医生和护士在执行ERAS时便于记忆、易于操作的工作思维、工作方法和工作流程，其特点在于工作目标明确，指向性强，易于把握和应用。现将这一工作方法和流程应用在肝癌手术治疗、胰腺癌手术治疗、肝门部胆管癌手术治疗以及麻醉及护理等方面的具体案例实践进行展示。

第一节　LEER模式下的肝癌手术治疗应用实践

一、病例一般临床资料

回顾性分析 2017年5月至2020年3月期间笔者所在医院科室收治的98例诊断为原发性肝癌行腹腔镜下解剖性肝切除术治疗的患者资料。其中2017年5月至2018年9月，采用围手术期传统模式方案的共40例；2018年10月到2020年3月，围手术期依据LEER模式信息化模板，通过主管医生依据"LEER"模式加速康复实践路径下达医嘱，护理人员依据信息化模板执行LEER组共58例。两组患者的男女比例、年龄等一般资料比较，差异无统计学意义（$P>0.05$）（表13-1）。

表13-1　传统组与LEER-ERAS模式组患者一般资料比较

基线资料	传统组 （$n=40$）	"LEER"组 （$n=58$）	t/x^2值	P值
性别（男/女，例）	22/18	36/22	0.490	0.484
平均年龄（$\bar{x}\pm s$，岁）	58.92 ± 11.28	60.48 ± 9.76	0.730	0.468
BMI（$\bar{x}\pm s$，kg/m^2）	23.22 ± 4.40	21.80 ± 5.01	1.448	0.151

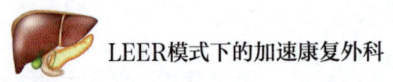

续表

基线资料	传统组 （n=40）	"LEER"组 （n=58）	t/x^2值	P值
病理类型［例（%）］				
原发性肝细胞癌	18（45.00）	24（41.38）	0.127	0.722
原发性肝内胆管细胞癌	15（37.50）	20（34.48）	0.094	0.759
混合型肝癌	4（10.00）	9（15.52）	0.626	0.429
其他类型	3（7.50）	5（8.62）	0.039	0.842
合并基础疾病［例（%）］	19（47.50）	27（46.55）	0.009	0.926
合并乙肝［例（%）］	22（55.00）	33（56.90）	0.035	0.852
手术术式［例（%）］				
Ⅱ、Ⅲ段切除术	6（15.00）	10（17.24）	0.087	0.767
Ⅱ、Ⅲ、Ⅳ段切除术	12（30.00）	18（31.03）	0.012	0.913
Ⅳ、Ⅴ、Ⅷ段切除术	5（12.50）	6（10.34）	0.110	0.740
Ⅴ、Ⅷ段切除术	5（12.50）	6（10.34）	0.110	0.740
Ⅵ、Ⅶ段切除术	4（10.00）	5（8.62）	0.054	0.816
Ⅴ、Ⅵ、Ⅶ、Ⅷ段切除术	4（10.00）	4（6.90）	0.304	0.581
Ⅰ段切除术	1（2.50）	3（5.17）	0.431	0.511
Ⅷ段切除术	1（2.50）	3（5.17）	0.431	0.511
Ⅳ段切除术	1（2.50）	2（3.45）	0.072	0.789
Ⅴ段切除术	1（2.50）	1（1.72）	—	0.348*
肿瘤分期［例（%）］				
Ⅰa期	5（12.50）	10（17.24）	0.410	0.522
Ⅰb期	11（27.50）	18（31.03）	0.142	0.706
Ⅱa期	14（35.00）	16（27.59）	0.612	0.434
Ⅱb期	8（20.00）	10（17.24）	0.120	0.728
Ⅲa期	2（5.00）	4（6.90）	0.148	0.700

注：*采用Fisher确切概率法国。

二、结果统计

与传统组比较，"LEER"组术后疼痛评分更低，术后肛门排气、排便时间及恢复正常饮食时间更早，术后下床活动时间更早，术后拔除引流管时间更早，术后住院时间更短，住院费用更低，差异存在统计学意义（P<0.05）（表13-2）。两组的手术时间、术中出血量、中转开腹率、肝门阻断时间、术后并发症情况及术后不良事件情况方面比较差异均无统计学意义（P＞0.05）。

表13-2　传统组与LEER-ERAS模式组围手术期指标比较

围手术期指标	传统组（n=40）	"LEER"组（n=58）	t/x²值	P值
术后VAS疼痛评分（分）	3.02±1.08	2.50±0.68	2.925	0.004
术后下床活动时间（d）	2.96±0.72	2.02±1.02	5.025	＜0.001
术后肛门排气时间（d）	2.54±0.82	1.98±0.93	3.071	0.003
术后肛门排便时间（d）	3.52±1.32	2.46±1.40	3.770	＜0.001
术后正常饮食时间（d）	4.89±1.90	3.76±1.55	3.232	0.002
术后拔除引流管时间（d）	4.69±1.88	3.52±1.56	3.354	0.001
术后住院时间（d）	9.93±1.87	8.26±1.54	4.831	＜0.001
住院费用（万元）	4.55±0.18	4.38±0.34	3.062	0.003

三、结论

从以上这组病例应用后达到的效果评判，LEER模式加速康复外科理念应用于原发性肝癌患者中，与传统模式相比具备相同的安全性和有效性，但有术后更轻的疼痛、更快的康复、更短的住院时间、更节约的费用和更高的患者就医满意度，在肝脏手术中值得推广。

第二节　LEER模式下的胰腺癌手术治疗应用实践

一、病例一般临床资料

回顾性分析2017年5月至2019年5月作者医院肝胆外科收治的62例择期行开腹胰十二指肠切除术治疗的患者资料，其中围手术期依据LEER模式信息化模板，通过主管医生依据"LEER"模式加速康复实践路径下达医嘱，护理人员依据信息化模板执行LEER组25例，围手术期采用传统方案组37例（传统组）。两组患者的一般资料、男女比例、年龄、BMI指数、病因、合并基础疾病的基线值比较差异无统计学意义，两组患者具有可比性（表13-3）。

表13-3 传统组与LEER组一般情况比较

临床资料	传统组（n=37）	LEER组（n=25）	t/x^2值	P值
男/女	22/15	12/13	0.791	0.374
平均年龄（岁）	58.92 ± 11.28	60.48 ± 9.76	0.563	0.575
BMI（m^2/kg）	23.22 ± 4.40	21.80 ± 5.01	1.175	0.245
原发病类型（例）				
胆总管下端癌	14	7	0.645	0.422
胰头腺癌	13	8	0.065	0.798
十二肠乳头癌	6	4	0.001	0.982
胰头良性肿瘤	3	4	0.307	0.579
胰腺炎性增生	1	2	0.123	0.726
术前合并黄疸（例）	27	19	0.071	0.789
合并基础疾病（例）	18	12	0.003	0.960

二、结果统计

LEER模式组在术后疼痛评分，及住院总费用比传统组更低，差异均有统计学意义（P值均<0.05），LEER组在术后下床活动时间、术后胃肠道功能恢复时间、术后拔除引流管时间、术后住院时间、比传统组更短、差异均有统计学意义（P值均<0.05）。而在术中出血量、手术时间、住院期间死亡率、再次手术率、穿刺引流率、一周再入院率方面差异无统计学意义。胰漏发生率上，传统组19例，A、B、C级胰漏分别为8例、8例、3例，而LEER组5例，A、B、C级胰漏分别为4例、1例、0例，差异有统计学意义，LEER组胰漏发生率更低。而在胆漏、腹腔出血、腹腔感染、胃排空延迟、心肺功能并发症方面，两组差异无统计学意义（表13-4）。

表13-4 传统组与LEER组观察指标比较

指标（Index）	传统组（n=37）	ERAS组（n=25）	t/x^2值	P值
手术时间（min）	457.03 ± 45.36	438.20 ± 50.89	1.526	0.132
术中失血量（ml）	175.54 ± 15.80	169.60 ± 18.02	1.372	0.175
VAS疼痛评分（分）	4.59 ± 1.01	3.12 ± 0.78	6.459	0.000▲
术后下床活动时间（d）	2.62 ± 0.64	1.96 ± 0.79	3.635	0.001▲
术后肠道功能恢复时间（d）	3.76 ± 1.01	3.28 ± 0.46	2.205	0.015▲
术后拔出引流管时间（d）	6.05 ± 1.39	3.68 ± 1.14	7.056	0.000▲
术后胰漏（例）	19	5	6.181	0.013▲
A级	8	4		
B级	8	1		

续表

指标（Index）	传统组（$n=37$）	ERAS组（$n=25$）	t/x^2值	P值
C级	3	0		
胆漏（例）	2	0	—	0.352a
腹腔出血（例）	1	1	—	0.648a
腹腔感染（例）	4	1	0.241	0.624
胃排空延迟（例）	7	3	0.140	0.708
心肺功能并发症（例）	4	2	0.135	0.713
穿刺引流（例）	3	0	0.733	0.392
再次手术（例）	2	0	—	0.352a
术后住院时间（d）	15.76 ± 2.51	11.52 ± 1.39	7.671	0.000▲
住院费用（元）	70167.70 ± 3736.14	61610.92 ± 4272.13	8.348	0.000▲
住院期间死亡（例）	1	0	—	0.597a
1周内再入院（例）	1	0	—	0.597a

注：▲与传统组比较$P<0.05$；a采用Fisher确切概率法。

三、结论

从这组应用结果分析，LEER模式加速康复外科理念应用于胰腺癌的手术中安全有效，可加快术后康复，缩短住院时间，减少术后胰漏发生率以及医疗费用，在胰腺手术治疗中同样值得临床推广。

第三节　LEER模式下的肝门部胆管癌手术治疗应用实践

本类应用我们通过1例肝门部胆管癌围手术期的处置流程实例来具体呈现如何做好促进患者术后加速康复工作的。

一、病例临床资料

患者王XX，男性，81岁，身高178 cm，体重78 kg，BMI 24.6 kg/m^2。因"皮肤巩膜黄染伴上腹隐痛不适1周"入院。既往"高血压"病史20年、"慢性支气管炎"病史18年，长期口服"非洛地平"降血压治疗，血压控制可。曾有"经尿道前列腺电切术"手术史。吸烟史40年，20 ~ 30支/天。实验室检查：Hb124 g/L，ALT185 U/L，AST165 U/L，TB204.4μmol/L，DB 131.8μmol/L，ALB40.8 g/L；PT11.2秒，HBsAg（－）、CA199 284.83 U/ml。心肺功能检查及其余实验室检查未见明显异常。强化MRI+MRCP提示：第一肝门部管壁不均匀增厚并不规则软组织影，渐进性延迟强化，左右肝内胆管明显扩张，胆囊增大，门脉左支根部受侵可能。术前诊断:肝门部胆管癌Ⅲb型（Bismuth分型）。术前减黄至TB75.6μmol/L，积极完善术前准备排除绝对手术禁忌证后行手术治疗，并将患者纳入采用"LEER-ERAS"全流程规范化管理，具体实施路径如下。

二、围手术期LEER模式流程处置

（一）入院管理

患者入院后医生按计划和方案下达医嘱，具体工作由科室MTNG执行。MTNG由疼痛目标管理小组，运动、康复目标管理小组，营养与进食目标管理小组和心理目标疏导小组护士组成。首先病例入组，患者于2019年5月10日入院即安排入组。入组病例采取：①使用粉红色病例牌及蓝底白字信息条作为封面标识；②蓝底白字特殊床头牌标识；③建立个人ERAS入组档案。按照LEER模式中"少痛，早动，早食，安心"治疗目标，围手术期开展的ERAS相关工作和流程分术前、术中、术后三个阶段进行。

（二）术前阶段

1. 围绕"少痛"措施进行的工作和流程

①疼痛目标管理小组的护士组织对患者及其陪护人员观看我科自制的加速康复外科工作的宣教视频；②在观看视频后，再由疼痛管理小组人员通过疼痛宣教展板、手册等资料向患者进一步贯彻"少痛"理念；③1对1指导掌握VAS疼痛评分量表基础分级判定知识；④麻醉医师则在手术前1天介入与患方沟通，并在术前晚间予以超前镇痛处理；⑤主管医师对患者及家属介绍治疗计划和方案。此例患者拟用1周左右时间完成术前准备，并对其进行常规术前相关知识介绍。

2. 围绕"早动"措施所做工作

①主管医生和康复运动护理组的人员常规要求患者戒烟、戒酒；②制定治疗方案来改善术前的肝、肾功能和凝血功能，包括入院后于2019年5月12日在局部麻醉下行经皮肝穿刺胆道引流术（PTCD）来改善胆道梗阻；③运动、康复目标管理小组，先观看围手术期康复操视频后，一对一指导患者卧床锻炼及如何进行术后"卧""坐""立""行"简称4S训练；④指导患者主动咳嗽、深呼吸和闭气等运动达到扩胸训练以及使用呼吸器训练来加强胸壁运动；⑤适当快走和爬楼梯运动来改善体力状态；⑥对存在免疫状态低下者，术前我们会建议给患者皮下注射胸腺素两次来提升免疫力。

3. 围绕"早食"措施所做的工作

①营养与进食目标管理小组术前采用营养金字塔和NRS标准进行营养状态评估；

②该患者NRS营养风险评分为2分，无营养风险，但我们嘱患者在其三餐进普通饮食的基础上，加用铵素要素饮食。如患者存在营养风险者，将邀请营养科医师会诊予以营养支持治疗；③术前缩短禁食时间和改善术前患者脱水状态，此患者禁食6小时，禁水2小时，在手术当日07:00口服250 ml 5%碳水化合物饮品。若为糖尿病患者则改为口服250 ml 5%糖盐水。

4. 围绕"安心"措施所做工作

①心理目标管理疏导小组对患者进行术前心晴指数评估，虽然该患者无不良情绪存在，但仍要在病房进行心理状态疏导；对存在中-重度情绪不良患者需填写《自杀风险评估表》并请心身医学科专科会诊干预；②该患者术前睡眠欠佳，予以口服短效镇静药物；③指导扫描病房微信二维码及关注麻醉科微信公众号，介绍手术麻醉知识，消除患者紧张情绪。

（三）术中阶段

1. 麻醉处理

麻醉采用气管内插管全身麻醉，麻醉前首先对疼痛治疗进行预处理，术前20分钟氟比洛芬酯50 mg ivgtt 超前镇痛，然后在麻醉开始前进行情绪安抚，由主管麻醉医师、手术医师和巡回护士三方共同简要讲解跟接要做的操作，缓解患者紧张情绪并完成术前核查。采取降低PONV基础风险策略：①麻醉前，地塞米松5 mg+托烷司琼5 mg iv；②麻醉中避免使用吸入性麻醉药物，限制阿片类要是使用；③麻醉中静脉麻醉药首选丙泊酚。BIS监测麻醉深度控制在40～60，做到早苏醒、早拔管。

全程采取肺保护性通气策略：①小潮气量通气6～8 ml/kg；②PEEP5～8 cmH$_2$O+吸入<60%混合氧；③维持ETCO$_2$：35～45 mmHg；④术毕拔管前，至少进行一次肺复张性通气；⑤动态血气分析指导通气参数调控。进行目标导向性液体治疗：包括维持出入量平，预防术中低血压发生，避免肠道低灌注等。术中使用各种小棉被覆盖裸露的皮肤，使用水床和保温毯，加压空气加热，循环水服加温系统，输血输液加温装置，维持中心体温>36℃。手术结束时的处理：对反"J"形切口使用"盐酸罗哌卡因"进行皮下浸润麻醉止痛；关腹结束后由麻醉医师行双侧竖脊肌平面阻滞麻醉止痛操作后送入PACU复苏治疗。

2. 手术方法

手术采用中上腹"J"形切口入腹。术中探查见肿瘤侵犯左肝内胆管并累及右肝内胆管右前支与右后分叉处，无明显转移，遂行肝门胆管癌根治术：左半肝+全尾状叶切除+区域淋巴结清扫+胆囊切除+肝门胆管成形+肝内胆管空Roux-en-Y吻合术。术中放置引流管2根，术中出血量约500 ml，手术时长405分钟。术后标本送病理检查。

（四）术后阶段

1. 围绕"少痛"措施进行的工作

（1）患者在PACU苏醒后立即进行第一次疼痛评分为<4分，接自控式静脉镇痛泵（镇痛配方为舒芬太尼100μg、氟比洛芬酯100 mg、布托啡诺10 mg、托烷司琼10 mg）后送回病房（若评分≥4分，则临时予以镇痛处理后送病房）。

（2）回病房后的镇痛治疗采取结合术中切口浸润、区域阻滞麻醉等的多模式疼痛治疗方案：①使用PCEA泵自控镇痛；②物理镇痛，使用超声波镇痛仪，一天两次；③全身药物镇痛，氟比洛芬酯50 mg ivgtt q12h，若<4分则无特殊处理；≥4分，临时肌注阿片类药物止痛；④病房疼痛管理小组和麻醉医师术后对患者进行72 h麻醉随访和对疼痛评分并根据疼痛程度进行相应干预（必要时可再次区域阻滞麻醉止痛）。

2. 围绕"早动"措施所做工作

从术后患者回到病房开始进行：①由运动康复小组再次指导观看"围手术期康复操"视频，并帮助患者进行"被动"运动康复训练；②VTE防治措施，结合双下肢空气波每天两次治疗；③肺和呼吸道管理，常规每天两次的雾化，加氨溴索大剂量（<1000 mg）静脉输注药物祛痰治疗；④机械排痰，使用超声波振动仪协助排痰治疗；⑤中医针灸穴位刺激治疗；⑥指导进行"主动"运动康复训练：按卧、坐、立、行4S方法，逐步实现坐位训练、站位训练、行位训练。

3. 围绕"早食"措施所做的工作

①术后当天6~8小时后适量喂水，解决口渴感并从口腔黏膜补充水分；②术后第1天开始，护士床旁指导正确食物咀嚼训练，常规予以口香糖咀嚼训练后，开始少量多次（从10~50 ml）管饲滋养型流质饮食，视情况进食量和次数进行调整（进食时暂时夹闭胃管1小时后开放胃管）；③若经过第1天的进饮和要素饮食后夹闭胃管无腹胀，无呕吐情况后，术后第2天拔除胃管，经口进流质饮食，肛门排气后进半流质饮食（若经口进食量<正常值60%时，口服肠内营养辅助制剂）；④营养管理小组专职营养护士每日记录患者EN/PN量；⑤营养科会诊协助营养管理小组制定详细术后营养计划；⑥应用超声波治疗仪进行腹部按摩促胃肠蠕动治疗。

4. 围绕"安心"措施所做工作

①术后可根据情况再次对患者进行心理评估，评估后需要继续进行心理干预的继续进行床旁心理疏导；②睡前可加用短效镇静药物；③尽早拔除尿管，在拔除之前先夹闭尿管，每2小时放一次水便，当患者夹尿管后有胀感后，术后第2天拔除尿管；④腹腔内和胆肠吻合口附近引流管的拔除也尽可能早。当引流量少于200 ml和引流液澄清时就应该拔除腹腔引流管。本例患者术后第3天拔除了全部引流。

三、结果

（一）术后病理诊断

左半肝及尾状叶高分化胆管细胞癌，神经可见肿瘤侵犯，肝脏切缘及胆管远切端未见肿瘤累及；区域淋巴结反应性增生未查见肿瘤细胞（0/9）免疫组化：CK19（＋），CK7（＋），CK20（－），Villin（＋），P53局灶（＋），KI67约50%（＋），CEA（＋）。

（二）术后指标统计

术后1周内每日2~3次VAS疼痛评分均未超过3分。术后第1天卧床运动累计0.1小时，第2天坐位运动累计0.15小时，第3天床旁站立运动累计0.1小时，第4天陪护人员辅助下病房外步行5米，第5天助步器辅助下病房外步行10米，第6天自行步行20米，第8天出院时能运动30米。术后第1天管喂滋养型流质饮食，术后第2天肛门排气后拔除胃管后进少量流质饮食和要素饮食（第2天夜间肛门排气），术后3天进半流质饮食和要素饮食，第4天晨排稀便1次，术后第6天进软食并逐步加量，继续进要素饮食。术后患者第1天拔除尿管，第2天拔除胃管，腹腔肝断面引流管，第3天拔除胆肠吻合口处引流管；并分别于第1天、第3天、第6天共三次性心晴指数评分均无中度以上情绪不良。术后第8天出院时，生命体征平稳，无须镇痛治疗，能进食软体食物，无须静脉补液，大便通畅，可床下自由活动。切口缝线全部拆除。术后1月复查CA199 31.44 U/ml、Hb108 g/L、ALT61 U/L、AST76 U/L、TB11.7μmol/L、ALB36.8 g/L、PT12.2秒、HBsAg（－）。影像学增强MRI示：右肝内胆管稍扩张，肝周微量积液，余无明显异常。

四、出院后随访

术后1月复查，CA-199 31.44 U/ml、Hb108 g/L、ALT61 U/L、AST76 U/L、TB22.5μmol/L、Tb11.7μmol/L、ALB36.8 g/L、PT12.2秒、HBsAg（－）。影像学增强MRI示：右肝内胆管稍扩张，肝周微量积液，余无明显异常；继续随访，术后一年内患者均存在有反复发热的表现，给予对症治疗后均缓解，后续未给予任何化疗处置。目前电话随访患者术后无病生存期（DFS）达19个月仍无症状生存，活动和生活如初，各项指标处于正常范围内。

五、结论

通过以上采用LEER-ERAS方法和流程管理的此例肝门部Ⅲb型胆管癌的过程展示，其应用后的结果显示能够取得降低术后疼痛评分，实现早拔管、早进食及早下床活动，缩短住院时间等目标，在肝门部胆道癌等大型复杂手术中值得推广应用。

六、案例实施路径总结

表13-5总结了该案例围手术期的整个工作流程和方案如何实施。

表13-5　LEER模式加速康复外科实践路径表

术前阶段	"少痛"措施	①疼痛管理护理工作小组成员组织患者及陪护观看我科自制加速康复外科相关工作宣教视频；②通过疼痛宣教展板、手册等资料向患者进一步贯彻"少痛"理念；③1对1指导掌握VAS疼痛评分量表基础分级判定知识；④麻醉医师术前一天与患方沟通，并在术前晚间予以超前镇痛处理。⑤主管医师对患者及家属详细介绍治疗计划和方案。
	"早动"措施	①主管医生和器官功能运动与康复管理护理工作小组要求患者戒烟、戒酒；②制定治疗方案改善术前的肝、肾功能和凝血功能；③器官功能运动与康复管理护理工作小组指导患者及陪护观看围手术期康复操视频，并一对一指导患者如何进行术后"卧""坐""立""行"简称4S训练；④指导患者主动咳嗽、深呼吸、使用呼吸训练器等有利于肺功能训练的运动，以达到加强胸壁运动的目的；⑤指导患者适当快走和爬楼梯运动来改善体力状态；⑥对存在免疫状态低下者，术前我们建议开始给患者皮下注射胸腺素两次来提升免疫力，术后继续
	"早食"措施	①进食与营养管理护理工作小组采用营养金字塔和NRS2002营养风险评估标准进行饮食宣教和营养状态评估，如无营养风险，嘱患者在三餐普通饮食基础上加用整蛋白类如安素素素饮食，如果患者存在营养风险，将邀请营养科医师会诊予以营养支持治疗；②术前缩短禁食时间和改善术前患者脱水状态，禁食6小时，禁水2小时，口服250 ml 5%碳水化合物饮品，如为糖尿病患者则改为口服250 ml 5%糖盐水
	"安心"措施	①责任护士完成入院宣教，组织患者及家属观看科室宣传片，介绍医护团队及ERAS工作特色，带领患者熟悉病房环境，消除陌生感，增加患者的信任度；②心理护理管理小组对患者进行术前心晴指数评估，对存在中-重度情绪不良患者需填写《自杀风险评估表》并请心身医学科专科会诊干预；③如患者术前睡眠欠佳，予以口服短效镇静药物；④指导扫描病房微信二维码及关注麻醉科微信公众号，介绍手术麻醉知识，消除患者对手术的紧张情绪。
术中阶段		1. 首先术前20分钟应用氟比洛芬酯50 mg ivgtt 超前镇痛，在麻醉开始前进行情绪安抚，由主管麻醉医师、手术医师和巡回护士三方共同简要讲解要做的操作，缓解患者紧张情绪，让患者安心并完成术前核查 2. 采取降低PONV基础风险策略：①麻醉前，地塞米松5 mg+托烷司琼5 mg iv；②麻醉中避免使用吸入性麻醉药物，限制阿片类药物使用；③静脉麻醉药首选丙泊酚 3. BIS监测麻醉深度控制在40~60，做到早苏醒、早拔管 4. 全程采取肺保护性通气策略：①小潮气量通气6~8 ml/kg；②PEEP5~8 cmH$_2$O+吸入<60%混合氧；③维持ETCO$_2$：35~45 mmHg；④术毕拔管前，至少进行一次肺复张性通气；⑤动态血气分析指导通气参数调控 5. 进行目标导向性液体治疗：①术中应用平衡液维持出入量平衡，避免输液过度或不足；②辅助应用血管收缩药物防止术中低血压发生，避免肠道低灌注对肠吻合口漏的潜在影响 6. 术中使用各种异形小棉被覆盖裸露的皮肤，水床、保温毯、加压空气加热、循环水服加温系统、输血输液加温装置，维持中心体温>36℃ 7. 手术结束时对反"J"形切口使用"盐酸罗哌卡因"进行皮下浸润麻醉止痛；关腹结束由麻醉医师行双侧竖脊肌平面阻滞麻醉止痛操作后送入PACU复苏治疗

续表

术后阶段	"少痛"措施	①患者在PACU苏醒后立即进行第一次疼痛评分，若评分<4分，接自控式静脉镇痛泵（镇痛配方为舒芬太尼100 ug、氟比洛芬酯100 mg、布托啡诺10 mg、托烷司琼10 mg）后送回病房；若评分≥4分，则临时予以镇痛处理后送病房；②回病房后的镇痛治疗采取结合术中切口浸润、区域阻滞麻醉等的多模式疼痛治疗方案：a.使用PCEA泵自控镇痛；b.物理镇痛，使用超声波治疗仪（镇痛），一天两次；c.全身药物镇痛，氟比洛芬酯50 mg ivgtt q12h；若<4分则无特殊处理；≥4分，临时肌注阿片类药物止痛；d.病房疼痛管理护理工作小组和麻醉医师术后对患者进行72小时麻醉随访和对疼痛进行动态评分并根据疼痛程度进行相应干预（必要时可再次区域阻滞麻醉止痛），指导患者正确咳嗽、排痰、翻身，予以腹带固定切口，妥善外固定腹部导管，减少牵拉引起的疼痛
	"早动"措施	①器官功能运动与康复管理护理工作小组每日在病房播放"围手术期康复操"视频，并帮助患者进行一对一的"被动"运动康复训练；②VTE防治措施，术后清醒即开始踝泵运动和腕部运动，结合双下肢空气波每天两次治疗；③肺和呼吸道管理，呼吸功能训练，结合常规每天两次雾化，加氨溴索大剂量（<1000 mg）静脉输注药物祛痰治疗；④机械排痰，使用超声波振动仪协助排痰治疗；⑤中医针灸穴位刺激治疗；⑥指导患者按照术前的训练要求进行"主动"运动康复训练：按卧、坐、立、行4S方法，逐步实现坐位训练、站位训练、行走训练；⑦尽早拔除尿管，在拔除之前先夹闭尿管，每2小时放一次小便，当患者夹尿管有胀感后，于第2日拔除尿管；⑧腹腔引流管的拔除也尽可能早；当引流量少于200 ml和引流液澄清时就应该拔除腹腔引流管
	"早食"措施	①患者术后清醒即可咀嚼口香糖，帮助刺激味觉恢复肠蠕动，当天6～8时后适量喂水，解决口渴感并从口腔黏膜补充水分；②术后第1天开始，护士床旁指导饮食，少量多次（从10～50 ml）管饲滋养型流质饮食，视进食量和次数进行调整（进食时暂时夹闭胃管1小时后开放胃管）；③患者经过进饮和要素饮食后夹闭胃管无腹胀，无呕吐等情况，拔除胃管，经口进流质饮食至肛门排气进半流质饮食（若经口进食量<正常值60%时，口服肠内营养辅助制剂）；④进食与营养管理护理工作小组成员每日记录患者EN/PN量；⑤营养科会诊协助进食与营养管理护理工作小组制定详细术后营养计划，小组成员负责落实并观察反馈效果；⑥应用超声波治疗仪（通气）帮助促进胃肠蠕动
	"安心"措施	①术后患者回病房时、患者完成每一阶段康复训练后对患者进行安慰和鼓励，帮助树立信心；②术后再次对患者进行心理评估，评估后需要继续进行心理干预的继续进行床旁心理疏导，如存在术后焦虑、抑郁等情况则请心身医学科会诊对症治疗；③睡前可加用短效镇静药物

第四节　超声引导下竖脊肌平面阻滞技术在LEER模式下腔镜肝切除术中的应用探索

一、病例一般临床资料

回顾性分析2017年5月至2020年3月作者医院肝胆胰脾外科腹腔镜下解剖性肝切除术治疗的患者，剔除不符合条件的患者，最终纳入研究98例采用不同镇痛模式进行的疼痛治疗进行比较，其中传统模式40例，LEER-ERAS模式58例。传统模式治疗的40例患者术后都使用的静脉镇痛泵；LEER-ERAS模式治疗的58例患者术后都进行超声引导下双侧单次竖脊肌平面阻滞+静脉镇痛泵。两组男女比例、年龄、BMI指数、合并基础疾病等基线值比较无统计学差异（$P>0.05$），具有可比性，见表13-6。

表13-6　两组患者一般情况和手术情况

基线资料	传统组（$n=40$）	LEER组（$n=58$）	t/x^2值	P值
性别（男/女，例）	22/18	36/22	0.490	0.484
平均年龄（$\pm s$，岁）	58.92 ± 11.28	60.48 ± 9.76	0.730	0.468
BMI（$\pm s$，kg/m²）	23.22 ± 4.40	21.80 ± 5.01	1.448	0.151
合并基础疾病［例（%）］	19（47.50）	27（46.55）	0.009	0.926
ASA分级 Ⅰ级/Ⅱ级（例）	27/13	40/18		
手术时间（min）	184.26 ± 56.48	188.34 ± 53.30	0.363	0.717
术中出血量（ml）	288.23 ± 45.67	301.23 ± 36.23	1.568	0.120
肝门阻断时间（min）	22.68 ± 5.97	21.49 ± 5.90	0.977	0.331

二、结果统计

　　与传统组比较，LEER组患者静息VAS疼痛评分在T_2、T_3、T_4时间点分数更低且均有统计学意义；而LEER组患者运动VAS评分在 T_1、T_2、T_3、T_4时间点分数更低且有统计学意义。进一步分析两组患者术后均无瘙痒、胸闷、气胸发生，但LEER组补救镇痛的次数及呕吐率均低传统组，且有统计学意义。LEER组术后初次下床活动、肛门排气、排便、恢复正常饮食、拔除引流管时间和办理出院时间均有缩短，患者总满意度也更高，差异均有统计学意义（表13-7）。

表13-7　两组患者不同时间点静息和运动时VAS评分的比较

指标	传统组（$n=40$）	LEER组（$n=58$）	t/x^2值	P值
静息时VAS评分				
恢复室内拔管后（T_1）	1.3 ± 0.4	1.2 ± 0.2	1.633	0.106
术后6小时（T_2）	2.5 ± 0.3	2.3 ± 0.2	3.96	<0.001
术后12小时（T_3）	3.2 ± 0.3	2.5 ± 0.2	13.87	<0.001
术后24小时（T_4）	3.4 ± 0.3	3.2 ± 0.3	3.24	<0.005
术后48小时（T_5）	3.5 ± 0.4	3.3 ± 0.3	2.83	0.006
运动时VAS评分				
恢复室内拔管后（T_1）	3.6 ± 0.4	2.3 ± 0.2	21.23	<0.001

续表

指　标	传统组（$n=40$）	LEER组（$n=58$）	t/x^2值	P值
术后6小时（T_2）	4.1 ± 0.3	3.1 ± 0.3	16.22	<0.001
术后12小时（T_3）	4.4 ± 0.4	4.2 ± 0.2	3.96	<0.001
术后24小时（T_4）	4.5 ± 0.4	4.3 ± 0.2	3.27	<0.005
术后48小时（T_5）	4.4 ± 0.4	4.4 ± 0.3	1.41	0.16

三、结论

　　基于LEER模式加速康复外科理念实施的镇痛治疗中的一种特殊方式，就是在超声引导下对双侧竖脊肌平面阻滞结合术后静脉止痛泵治疗，其这种方法能安全、有效地减轻患者腔镜下肝切手术后疼痛，缩短患者下床时间，加快其术后康复，提高患者舒适度和满意度，值得临床进一步研究与推广。

第五节　LEER-ERAS护理效果评价

一、护理工作执行率的调查

　　根据LEER-ERAS中"少痛""早动""早食""安心"四个阶段工作目标的具体内容，拟定《LEER-ERAS工作模式护理工作执行率调查表》（表13-8），涵盖了患者疼痛管理、康复运动、饮食指导、心理护理等多方面的具体护理工作内容。该表格可运用在对照组与观察组患者围手术期的任意一个时间节点，由专人对每例患者护理工作的执行情况进行检查，按照要求完成者打√，未完成者打×，执行率=完成数÷查检的项目总数×100%，不涉及项目用NA表示。通过"LEER-ERAS工作模式"的实施，对比分析实施前后护士对ERAS措施的执行率，由51.56%上升到93.75%。

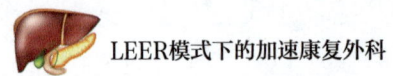

LEER模式下的加速康复外科

表13-8 LEER-ERAS工作模式护理工作执行率调查表

内 容		住院号				
少痛	1. 及时完成疼痛评估并记录					
	2. 评分准确，体现动态性					
	3. 指导患者掌握脸谱图疼痛评估尺的运用方法					
	4. 使用止痛药者落实疼痛用药指导					
	5. 落实咳嗽、翻身指导					
	6. 疼痛评估时机正确					
	7. 用药后有观察及反馈记录					
	8. 使用镇痛措施后有健康指导并记录					
	9. 指导患者出院后疼痛自我护理注意事项					
早动	1. 及时完成各类康复评估并记录					
	2. 评分准确，体现动态性					
	3. 制订康复护理计划					
	4. 指导患者戒烟戒酒，观看《ERAS围手术期康复操》					
	5. 指导患者床上运动					
	6. 指导患者床上翻身、大小便、抬臀训练					
	7. 指导患者呼吸功能训练、咳嗽、爬楼训练					
	8. 指导患者放松训练					
	9. 术后两小时指导患者咀嚼口香糖					
	10. 术后指导/协助患者手腕、脚踝、握拳运动					
	11. 术后指导/协助患者床上翻身					
	12. 术后指导/协助患者手肘、脚部运动					
	13. 术后指导/协助患者咳嗽、呼吸功能训练					
	14. 术后指导/协助患者床旁活动					
	15. 术后指导/协助患者离床活动及行走					
	16. 指导患者/家属出院后居家护理和康复措施					
早食	1. 及时完成营养风险筛查并记录					
	2. 及时完成人体成分分析并记录					
	3. 评分准确，体现动态性					
	4. 高风险患者告知主管医生，及时请营养科会诊					
	5. 为患者提供适宜的饮食指导					
	6. 肠道功能情况有观察记录					
	7. 进食后有观察记录					
	8. 有营养风险者，干预后完成人体成分分析并记录					

续表

内　容	住院号				
安心 1. 及时完成心晴指数评估并记录，根据需要动态评估					
2. 制订心理护理计划，并动态调整					
3. 实施心理指导，有护患沟通交流记录					
4. 异常患者告知主管医生，及时请心身医学科会诊					
5. 服用精神类药物治疗者有服药后观察记录					
6. 异常患者床头有防自杀、防走失标识					
7. 心晴指数评估准确，体现动态性					
8. 指导患者放松训练					
9. 出院前指导继续服药者用药注意事项，指导家属居家心理护理注意事项					
查检者					

注：由MTNG小组成员负责，用1周的时间对术后第1天的患者进行调查，共计50例，按照要求已完成者打√，未完成者打×，执行率＝完成数÷查检的项目总数×100%，不涉及项目用NA表示。

二、患者依从性调查

根据LEER-ERAS工作模式中需要患者配合完成的加速康复措施，拟定《LEER-ERAS工作模式患者依从性调查表》（表13-9），由专人在围手术期的任意一个时间节点对每例患者的措施落实情况进行调查，得出患者的依从性，按照要求完成者打√，未完成者打×，依从性=完成数÷调查的总项目数×100%，不涉及项目用NA表示。通过"LEER-ERAS工作模式"的实施，对比分析实施前后患者对ERAS措施的依从性由20.3%上升到90.6%。

表13-9　LEER-ERAS工作模式患者依从性调查表

内　容	住院号				
1. 患者知晓疼痛评估方法，能自评					
2. 患者能主动陈述疼痛，出现疼痛超预期时能主动要求处理					
3. 患者有术前戒烟、戒酒					
4. 患者在术前完成爬楼训练					
5. 患者在术前学习掌握正确咳嗽、翻身的方法					
6. 患者在术前学习掌握康复操的训练内容					
7. 术后两小时患者能配合咀嚼口香糖					
8. 术后患者能按计划完成肢体的康复训练					
9. 术后患者能按计划完成咳嗽、呼吸功能训练					

续表

内　容	住院号				
10. 患者能按计划完成早期进食的目标					
11. 患者能采用正确的进食方式，防止噎呛的发生					
12. 心晴指数评估异常患者能按计划实施放松训练					
查检者					

注：由MTNG小组成员负责，用1周的时间对术后第1天的患者进行调查，共计50例，按照要求已完成者打√，未完成者打×，依从性＝完成数÷查检的项目总数×100%，不涉及项目用NA表示。

三、结论

LEER-ERAS工作模式下通过建立MTNG小组，在疼痛管理、康复运动、饮食指导、心理护理等多方面的具体护理工作中有效地提高了护士的执行率及工作效率，规范LEER模式加速康复外科理念护理执行方式，从而提高患者的依从性，达到加速患者术后康复的目的，在临床护理工作中值得推广。

赵　欣

参考文献

1. Kehlet H. Multimodal approach to control postoperative pathophysiology and rehabilitation [J]. Br J Anaesth. 1997, 78 (5): 606-617.

2. 江志伟, 李宁, 黎介寿. 快速康复外科的概念及临床意义 [J]. 中国实用外科杂志, 2007, 27 (2): 131-133.

3. 陈创奇, 何裕隆, 蔡世荣, 等. 加速康复外科理念在胃肠外科中的临床应用新进展 [M]. 中山大学出版社, 2017: 1-7.

4. 陈孝平. "两减一保"——中国医生早年对病人加速康复的认识与实践 [J]. 腹部外科, 2017, 30 (2): 73-74.

5. 苗毅. 手术后加速康复的历史启示与现实思考 [J]. 中华消化外科杂志, 2020, 19 (1): 32-35.

6. 江志伟, 黎介寿, 汪志明, 等. 胃癌患者应用加速康复外科治疗的安全性及有效性研究 [J]. 中华外科杂志, 2007, 45 (19): 1314-1317.

7. 赵玉沛, 姜洪池. 普通外科学 [M]. 第2版. 北京: 人民卫生出版社, 2014: 22-24.

8. 朱斌, 黄建宏. 加速康复外科在我国发展现状, 挑战与对策 [J]. 中国实用外科杂志, 2017, 37 (1): 26-26.

9. 田孝东, 杨尹默. 理念更新引领行为进步:《加速康复外科中国专家共识暨路径管理指南 (2018版)》外科部分解读 [J]. 协和医学杂志, 2018, 9 (6): 44-48+485-489.

10. 江志伟, 黎介寿. 加速康复外科的现状与展望 [J]. 中华外科杂志, 2016, 38 (1): 9-10.

11. 王庭槐. 生理学 [M]. 第9版. 北京: 人民卫生出版社, 2018.

12. 郭政, 王国年. 疼痛诊疗学 [M]. 第4版. 北京: 人民卫生出版社, 2019.

13. 王建枝, 钱睿哲. 病理生理学 [M]. 第9版. 北京: 人民卫生出版社, 2018.

14. 李继承, 曾园山. 组织学与胚胎学 [M]. 第9版. 北京: 人民卫生出版社, 2018.

15. 查锡良. 生物化学与分子生物学[M]. 第9版. 北京: 人民卫生出版社, 2018.

16. 黄晓琳, 燕铁斌. 康复医学[M]. 第6版. 北京: 人民卫生出版社, 2018.

17. 赵军, 施志国. 创伤后营养方式与肠屏障功能[J]. 国外医学外科学分册, 1992, 1(1): 1-4.

18. 田银娣, 张媛, 李茹, 等. 不同营养筛查工具评估肝病患者营养状况的价值[J]. 中国肝脏病杂志(电子版), 2019, 11(3): 52-57.

19. 张作记. 行为医学量表手册[M]. 北京: 中华医学电子音像出版社, 2005: 237.

20. 郝伟, 陆林. 精神病学[M]. 第8版. 北京: 人民卫生出版社, 2018.

21. 姚树桥, 杨艳杰. 医学心理学[M]. 第7版. 北京: 人民卫生出版社, 2018.

22陈卫民. 围手术期急性心衰的防治[J]. 辽宁医学杂志, 1998, 12(3): 45-46.

23. 何小义, 邹学军, 刑浩然. 目标导向液体治疗用于加速康复外科的新进展[J]. 基础医学与临床, 2020, 40(7): 995-998.

24. 李宏为, 周光文. 重视合并肝功能不全外科病人的围手术期处理[J]. 中国实用外科杂志, 2005, 25(12): 705-707.

25. 张璐仁, 马朦骧. 外科性急性肾功能衰竭的病因[J]. 实用外科杂志, 1987, 7(6): 282.

26. 王彤, 肖新华. 糖尿病患者围手术期的血糖管理[J]. 中华内分泌代谢杂志, 2010, 26(6): 527~528.

27. 中华医学会糖尿病学分会. 中国血糖监测临床应用指南(2015年版)[J]. 中华糖尿病杂志, 2015, 7(10): 603~613.

28. 中华医学会麻醉学分会. 围术期血糖管理专家共识(快捷版)[J]. 临床麻醉学杂志, 2016, 32(1): 93~95.

29. 张学慧, 田路云, 张宝艳, 等. 围手术期输血对前列腺癌患者术后的影响[J]. 中国输血杂志, 2009, 1(22): 39-40.

30. 蒋学兵, 王洪波. 临床输血与肝癌治疗研究进展[J]. 国际检验医学杂志, 2011, 6(32): 977-979.

31. 卢家凯, 张京岚, 卿恩明. 输血相关急性肺损伤的研究进展[J]. 中华内科杂志, 2007, 46: 423-425.

32. 吴鸣, 尚希福, 崔俊才. 超早期规范化物理治疗对缩短全膝关节置换术平均住院日的影响[J]. 中国康复医学杂志, 2017, 32(07), 802-807.

33. 支梦伟, 戴新娟, 江志伟, 等. 不同时机穴位贴敷对腹腔镜下结直肠癌根治术后胃肠功能恢复及心率变异度的影响[J]. 中国针灸, 2020, 40(9): 947-952.

34. 中华医学会麻醉穴分会"穴位刺激围术期应用专家共识"工作小组. 穴位刺激围术期应用专家共识[J]. 中华麻醉学杂志, 2017, 37(10): 1153-1158.

35. 苏帆. 传统康复技术在加速康复外科中的应用 [J]. 北京医学, 2019, 41 (8): 635-636.

36. 中华医学会外科学分会. 加速康复外科中国专家共识及路径管理指南 [J]. 中国实用外科杂志, 2018, 38 (1): 1-20.

37. 杜寿玢, 陈伟. 营养诊疗学 [M], 北京: 人民卫生出版社, 2017

38. (美) 约瑟夫. J卢斯亚尼, 曾早垒译. 自我训练改变焦虑和抑郁的习惯 [M]. 重庆: 重庆大学出版社, 2012

39. 姜超. 不焦虑不抑郁手册 [M]. 北京: 中国法制出版社, 2020

40. 王鸣, 杨智聪, 肖新才, 等. 医院感染控制技术 [M]. 中国中医药出版社, 2008: 4-7.

41. 宋攀, 黄垂国, 李云龙, 等. 抗菌药物在外科的不合理应用及对策 [J]. 中华医院感染学杂志, 2017, 27 (3): 717-720.

42. 张志磊, 张萌, 彭利, 等. 350例胰十二指肠切除术后并发症的相关危险因素分析 [J]. 中国现代医学杂志, 2017, 27 (26): 75-78.

43. 尚伟伟, 司华, 赵红云等. 肝胆胰腺手术患者术后医院感染影响因素与预防措施 [J]. 中华医院感染学杂志. 2019, 29 (19): 2986-2989.

44. 王瑞, 王刚, 刘月辉, 等. 胰十二指肠患者术后感染影响因素分析 [J]. 中华医院感染学杂志, 2017, 27 (17): 3956-3959.

45. 陈凛, 陈亚进, 董海龙, 等. 加速康复外科中国专家共识及路径管理指南 (2018版) [J]. 中国实用外科杂志, 2018, 38 (1): 1-20.

46. 李卡, 金静芬, 马玉芬. 加速康复外科护理实践专家共识 [M] 北京: 人民卫生出版社, 2019.

47. 沈鸣雁, 金静芬, 卢芳燕, 等. 肝胆胰外科加速康复路径表的制定与应用 [J]. 中华医院管理杂志, 2017, 33 (10): 776-777.

48. 陈创奇. 加速康复外科病房建设探讨 [J]. 消化肿瘤杂志 (电子版), 2020, 12 (1): 1-11.

49. 郝希山. 优质护理服务引领学科发展之路 [J]. 中国护理管理, 2011, 11 (10): 5-6.